CONTRIBUTION A L'ÉTUDE

DES

STREPTOCOCCIES PAR TROMBO-PHLÉBITE

DU

SINUS LATÉRAL D'ORIGINE AURICULAIRE

PAR

Le Docteur G. DESHAYES

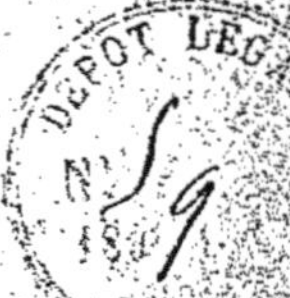

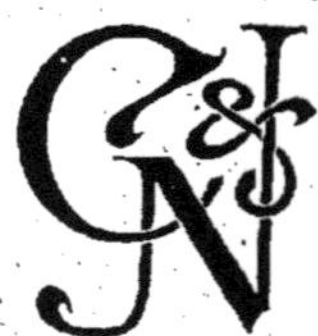

PARIS

GEORGES CARRÉ & C. NAUD, Éditeurs

3, rue Racine.

1898

Td 83

CONTRIBUTION A L'ÉTUDE

DES

STREPTOCOCCIES PAR TROMBO-PHLÉBITE

DU

SINUS LATÉRAL D'ORIGINE AURICULAIRE

PAR

Le Docteur G. DESHAYES

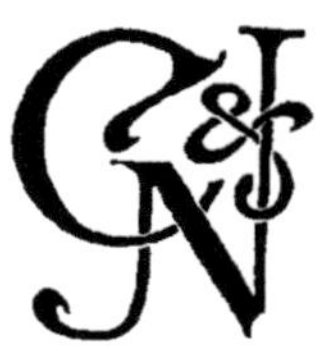

PARIS

GEORGES CARRÉ & C. NAUD, ÉDITEURS

3, rue Racine. 3

1898

A LA MÉMOIRE DE MA MÈRE

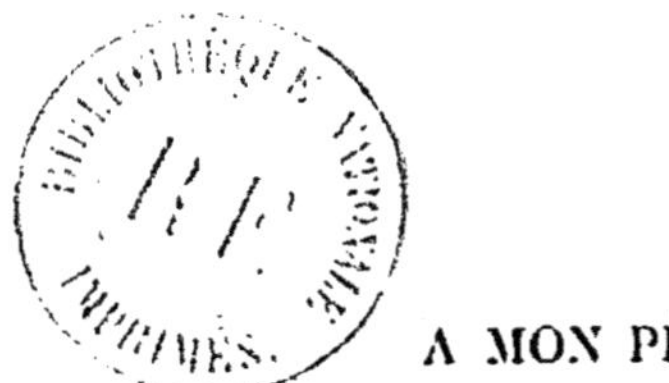

A MON PÈRE

AUX MIENS, A MES AMIS

A MES MAITRES DANS LES HOPITAUX

AVANT PROPOS

Avant d'aborder notre sujet, qu'il nous soit permis d'assurer de notre profonde gratitude nos différents maîtres dans les hôpitaux de Paris.

Nous adressons spécialement nos sincères remerciements à M. le professeur agrégé Campenon, qui guida nos premiers pas au début de nos études médicales dans le service du professeur Léon Le Fort, dont nous saluons respectueusement la mémoire. Nous saluons aussi M. le professeur agrégé Richelot, dont nous suivîmes le service si longtemps, avec tant d'intérêt; M. le professeur agrégé Robin, qui nous enseigna pendant une année la pratique de la thérapeutique; M. le professeur Pinard, dans la belle clinique duquel nous apprîmes l'art des accouchements. Nous quittons avec regret l'enseignement si instructif de M. le professeur agrégé Legueu, à qui nous avons une grande reconnaissance.

Nous remercions enfin M. le professeur Hutinel, du grand honneur qu'il nous fait en acceptant la présidence de cette thèse.

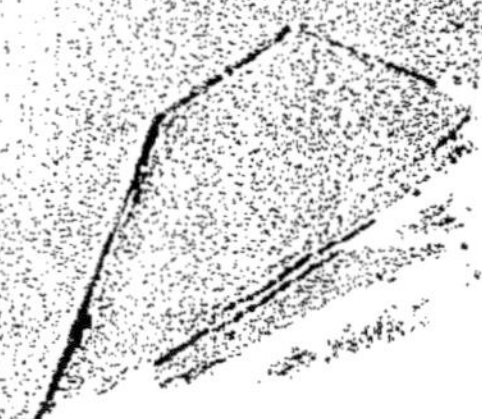

INTRODUCTION

La connaissance des thrombo-phlébites du sinus, et en particulier celles du sinus latéral, remonte à Abercrombie, qui, le premier, en 1818, dans son Traité des maladies du cerveau, en donna une description sommaire.

Il faut arriver aux travaux de Ribes (1825) et de Tonnelé (1829) pour trouver une description clinique plus complète; mais c'est Lebert qui, dans les *Archives de Virchow*, en 1856, précisa la symptomatologie de cette affection en décrivant les formes méningées et pyohémiques et distingua nettement les véritables phlébites des simples thromboses.

Les thrombo-phlébites du sinus latéral peuvent relever de causes générales et de causes locales. Nous laisserons complètement de côté les premières (trombo-phlébites d'origine marastique ou cachectique, comme le disaient les anciens, d'origine septicémique, comme nous le disons aujourd'hui).

Les sinusites de cause locale ont été d'abord signalées par Tonnelé; James Bruce, dans les *Archives de Médecine*, en 1857, insista sur leur point de départ auriculaire; en 1865, Sentex soutint une thèse sur les phlébites du sinus liées aux maladies de l'oreille.

Vient ensuite une longue période de travaux cliniques

et anatomo-pathologiques, pendant laquelle la cause première échappe complètement, mais où les points essentiels de la symptomatologie, de l'étiologie et de l'évolution sont bien mis en lumière.

C'est à une époque relativement toute récente que l'étude de la question a bénéficié des doctrines microbiennes. La thèse d'agrégation de notre maître, M. Alb. Robin, en 1883, qui résume et synthétise tous les travaux publiés jusqu'alors, ne fait encore mention d'aucune recherche bactériologique. Zaufal, le premier, dans l'Observation XII de son travail paru dans le *Progrès Médical*, Woch, 1884, relate un cas de « thrombo-phlébite du sinus, suite d'affection de l'oreille avec examen microscopique révélant la présence de micro-organismes au centre du caillot

A la suite de Zaufal, les bactériologistes ont porté leur attention de ce côté, d'autant mieux que la question de la bactériologie des otites était à l'ordre du jour.

Leur manière de concevoir, au point de vue microbien, les infections générales ayant le sinus pour point de départ, a été tout naturellement la conséquence des théories régnantes sur la bactériologie des otites, et jusque dans ces derniers temps les notions classiques incriminaient comme principaux agents le streptocoque, le pneumocoque de Talamon-Frænkel, les staphylococcus pyogènes albus et aureus le pneumo-bacille de Friedlander, puis le bacille pyocyanique, le bacille d'Escherich et le bacille de Pfeiffer; celui auquel revenait dans les com-

plications le rôle principal était sans conteste le streptocoque.

Les recherches récentes de MM. Veillon, Zuber et Rist
ont fait entrer la question dans une voie nouvelle. Appli-
quant les théories émises en 1896 par deux d'entre eux
sur le rôle encore inconnu, et pourtant si important, des
anaérobies dans les processus gangréneux et dans les
suppurations fétides, ils ont employé la technique des
cultures anaérobies dans l'étude des suppurations auriculaires et de leurs complications ; et ils ont vu qu'en effet
les anaérobies ont une part très notable dans la genèse
des otites purulentes, et des septicémies qui en partent.

Du même coup ont été frappés de suspicion un grand
nombre de travaux antérieurs qui par suite d'une technique insuffisante ont nécessairement passé à côté du vrai
microbe pathogène et ont attribué à des microbes aérobies
tel que le streptocoque, un rôle qu'il ne méritait peut-être
pas. L'importance du streptocoque dans les complications
des otites, se trouve ainsi remise en cause, et s'il est vrai
que l'influence prédominante de cet agent pathogène dans
l'étiologie des otites aiguës reste parfaitement établie
comme l'avait montré Zaufal puis Netter, on est en droit
dese demander s'il intervient souvent dans les complications septiques.

Des trois observations inédites que nous relatons, deux
sont des exemples de plus d'otites aiguës et de mastoïdites
suppurées à streptocoques ; la troisième est un type in-
discutable d'otorrhée chronique amenant une thrombose

du sinus latéral et une infection généralisée dues au seul
streptocoque.

Étant donné, d'une part, que la chirurgie moderne n'est
plus désarmée contre les phlébites infectieuses des sinus
latéraux, qu'elle est capable de s'attaquer à ce foyer septique par les mêmes méthodes qui sont de mise dans les
autres points de l'organisme et, d'autre part, que la séro-
thérapie des affections streptococciennes est en train de
se perfectionner, grâce aux efforts persévérants de.
M. Marmorek, nous croyons faire œuvre utile en appor-
tant modestement notre contribution à l'étude des sinusites à streptocoques. Il y serait bon de rassembler le plus
grand nombre possible d'observations de ce genre, fort
rares actuellement dans la littérature médicale, de manière
à pouvoir préciser un jour le rôle exact du streptocoque
dans la septicémie otitique et la forme clinique de cette
affection.

Le pouvoir pathogène du streptocoque dans les sinusites ne peut être considéré isolément. Nous devrons
d'abord rappeler son influence dans la production des
otites, tant aiguës que chroniques et dans l'étiologie des
mastoïdites. Nous serons ainsi amené à résumer dans
une vue d'ensemble les notions acquises sur son rôle dans
les suppurations auriculaires et péri-auriculaires ; puis,
nous étudierons son intervention dans les formes généralisées et enfin nous passerons à l'étude clinique de la
forme spéciale que nous avons en vue dans notre thèse.

CHAPITRE PREMIER

ROLE DU STREPTOCOQUE DANS LES OTITES ET LEURS COMPLICATIONS

Nous allons considérer à part ce qui concerne :

1° Les otites aigües.

2° Les otites chroniques.

3° Les mastoïdites suppurées.

4° Les complications intracrâniennes et généralisées.

1° Rôle pathogène du streptocoque dans les otites aiguës

Le streptocoque a été trouvé dans les suppurations auriculaires dès le moment où l'on commença à s'occuper de la bactériologie des otites aiguës ; ce simple fait montre nettement son importance étiologique.

En 1881, Lœwenberg avait bien rencontré des micro-organismes dans les otites, mais sans parvenir à préciser leur importance.

Ce n'est qu'en 1888 que les résultats d'études plus minutieuses furent publiés par deux bactériologistes qui poursuivaient parallèlement des recherches analogues, Zaufal puis Netter.

Zaufal fait d'abord connaître (février 1888) le résultat de l'examen bactériologique de 8 otites moyennes aiguës: deux fois les cultures lui donnèrent des coccus non pa-

thogènes pour le lapin, donc sans doute non virulents ;
six fois le pus se montra stérile, peut-être parce qu'il était
resté du sublimé dans le *conduit* auditif lors des prises de
pus ; les colorations ne fournirent pas non plus de résultat décisif. — En mai 1888, Zaufal annonça qu'il avait
trouvé du streptocoque dans des otites aiguës : deux de
ces otites étaient accompagnées de complications (mastoïdite, abcès cervical). Dans un des cas, le streptocoque
fut révélé à l'état de pureté par les colorations et par les
cultures ; la culture ainsi obtenue tuait la souris par septicémie streptococcienne. Dans les deux autres cas le streptocoque fut mis en évidence par les colorations. Zaufal
insiste à ce propos, non seulement sur le rôle pathogène
du streptocoque, mais aussi sur la gravité des otites dues
à cet agent.

A la fin de 1888, Netter publie dans les *Annales des
maladies de l'oreille* un mémoire très important sur les
otites aiguës : il décrit diverses formes bactériologiques
d'otites aiguës, l'otite à pneumocoques, l'otite à bacille de
Friedlander, l'otite à staphylocoques, enfin et surtout
l'otite à streptocoques qui se place au premier rang à
cause de sa fréquence et aussi de la facilité avec laquelle
elle s'accompagne de complications sérieuses. En effet,
Netter, dans les 11 cas qu'il a examinés, a trouvé le streptocoque en cause 9 fois ; dans 4 cas, il existait à l'état pur,
et dans les autres cas il jouait un rôle prédominant.
5 fois existaient des complications sur lesquelles nous
reviendrons ultérieurement.

Dans un travail de 1889, Zaufal publie de nouvelles
recherches sur les otites aiguës, et déclare que sur une

série de 13 cas, il a rencontré 5 fois le streptocoque comme agent essentiel ou unique de l'infection auriculaire.

Par contre, Kanthack (1890), sur 33 otites aiguës, n'a vu que deux cas où le streptocoque existait et encore n'était-il pas pur.

La même année, Scheibé arrive à des résultats intermédiaires entre ceux de Zaufal et Netter et ceux de Kanthack. Dans 26 otites aiguës, il a rencontré 6 fois le streptocoque, et 4 fois celui-ci était à l'état de pureté. Assez souvent les pus d'otite se montrèrent stériles.

Kossel, en étudiant au point de vue bactériologique les supurations auriculaires des nourrissons, est tombé sur une série d'otites consécutives à des broncho-pneumonies dues à un microbe non catalogué, analogue à celui de Pfeiffer. Sur 38 otites qu'il a examinées, 19 fois existait le microbe en question, soit pur, soit associé à d'autres germes, streptocoque en particulier (4 cas). Pour les 19 autres cas, le streptocoque fut observé 7 fois, 3 fois à l'état de pureté, 1 fois associé au pneumocoque, 3 fois associé au Friedlander.

Mignon (du Val de Grâce, 1898) a fait pratiquer deux fois l'analyse bactériologique du pus de l'oreille de malades atteints d'otite moyenne phlegmoneuse, c'est-à-dire de cette forme grave d'otite qui s'accompagne de température élevée, douleurs vives, et d'œdème inflammatoire des régions voisines. Les deux fois le streptocoque était seul et en grande abondance.

M. Viollet, interne à l'hôpital Saint-Joseph, nous a communiqué l'observation suivante :

Observation I inédite (M. Viollet, 1898).

(Résumée).

Otite aiguë double à streptocoques.

Otite double développée à la suite d'ablation de polypes du nez : il s'agit d'une otite moyenne suppurée.

Vingt-quatre heures après la perforation du tympan, le pus est recueilli avec toutes les précautions antiseptiques d'usage.

Sur les lamelles, on trouve une seule espèce de bactéries ; ce sont des cocci et des diplococci prenant le Gram ; un grand nombre sont intra-cellulaires : on ne trouve pas de chaînettes : on hésite entre pneumocoque et streptocoque.

Des cultures sur gélose et sur bouillon montrent (Meslay et Viollet) qu'il s'agit de streptocoque ; les cultures sont pures d'emblée, et on obtient des chaînettes streptococciennes très belles et très longues.

Les inoculations faites sous la peau de la souris blanche tuent celle-ci par septicémie streptococcienne (présence des streptocoques dans le sang).

On voit que le *streptocoque a été rencontré fréquemment comme agent pathogène (unique ou non) dans les otites moyennes aiguës.* La plupart des recherches qui précédent ont trait à des otites primitives : mêmes constatations ont été faites dans un grand nombre d'otites secondaires à des maladies infectieuses.

Schwann, en 1891, l'a rencontré dans l'otite au cours de la diphtérie, Zaufal dans les otites typhiques, Charrin dans les otites ourliennes. On l'a trouvé dans les otites qui surviennent au cours de la rougeole, de la scarlatine, de la variole, de l'érysipèle.

Ces constatations bactériologiques ont une importance évidente et nous renseignent d'une manière certaine sur la nature de la cause. Si en effet la présence de streptocoque dans des gorges angineuses n'a par elle seule aucune signification précise, en raison de la présence à peuprès constante du streptocoque dans la salive et dans les cryptes amygdaliennes (Widal et Bezançon), il n'en est plus de même pour l'oreille; la cavité de la caisse à l'état normal avec tympan intact est vierge de microorganismes; mais ceux-ci peuvent y arriver assez facilement le long de la trompe d'Eustache.

Or, les streptocoques de l'arrière gorge, s'ils sont en général dépourvus de pouvoir pathogène, peuvent tout au moins acquérir une virulence variable, souvent excessive, par des processus divers (associations bactériennes etc....). Cette exaltation de virulence se produit dans les angines et dans toutes les affections à détermination buccopharyngée : dans ces conditions étiologiques, l'oreille moyenne peut être infectée par des streptocoques pathogènes, d'où la fréquence des otites aiguës à streptocoque.

Mais on doit ajouter que, parallèlement à la découverte des streptocoques dans les otites, on trouvait une série de pus d'otite aiguë qui étaient infectés par le pneumocoque, les staphylocoques, le bacille de Pfeiffer, le microbe de Friedlander, voire même, dans certains cas, par le colibacille, le bacille d'Eberth, le pyocyanique.

Assez souvent enfin le pus semblait stérile. Nous avons déjà dit que Zaufal avait fait cette constatation : Scheibé également ; Launois, sur 12 ensemencements de liquide d'otite moyenne; catarrhale a eu 7 fois des cultures stériles et a noté que ce liquide contient d'autant moins de microbes qu'on l'examine à une période plus éloignée du début ; il conclut à un pouvoir bactéricide de la muqueuse de la caisse.

Mais une autre explication peut être donnée : en effet, Rist a trouvé dans une suppuration d'oreille moyenne, non encore accompagnée de perforation du tympan, des microbes anaérobies à l'état de pureté ; si l'examen de ces cas avait été pratiqué par la méthode habituelle des cultures sur agar, sur gélatine et sur bouillon, on aurait certainement conclu à un pus stérile. Donc probablement une partie tout au moins des pus déclarés stériles relève des microbes anaérobies.

Résumons ces recherches : La première conclusion qui s'impose, c'est que dans les otites aiguës, examinées de bonne heure, autant que possible au moment même de la paracentèse du tympan, ou peu de temps après sa perforation spontanée, le streptocoque a été maintes fois trouvé en abondance et virulent : la méthode des colorations simples sur lamelles, combinée à la méthode des cultures et des inoculations, fournit à ce point de vue des résultats certains.

Peut-on aller plus loin et *savoir quel est le degré de fréquence des otites aiguës à streptocoque ?* Il nous semble que ce point ne peut être considéré actuellement comme résolu ; les pourcentages indiqués par les divers auteurs sont trop différents les uns des autres pour mener à une conclusion ferme. Mais on a tout au moins le droit de dire que *les otites à streptocoques purs sont relativement rares ;* dans bien des cas, on a affaire à des associations bactériennes.

Un point sur lequel s'accordent tous les auteurs, c'est que dans les otites déjà un peu anciennes, avec perforation du tympan, la flore microbienne trouvée dans la suppuration devient fort riche ; il est impossible de reconnaître à ce moment la nature originelle de l'infection auriculaire. Comme le dit M. Mignon, une armée de seconde ligne amenée de l'extérieur (trompe, conduit auditif externe), est venue compliquer l'infection de la première heure : le microbe primitif ne se distingue plus au milieu de cette abondance de germes. Cela nous fait comprendre pourquoi, dans les otites chroniques, le rôle pathogène du streptocoque est si difficile à apprécier.

2° *Rôle du Streptocoque dans les otites chroniques.*

La suppuration de l'oreille moyenne a une grande tendance à persister indéfiniment non pas seulement quand elle évolue sur un terrain prédisposé : scrofule ou tuberculose comme on le voulait autrefois, mais chez tous les malades, de par les lois de la physiologie pathologique de l'oreille. Cicatrisation difficile par impossibilité d'accolement des parois. Vascularisation simultanée du périoste et de la muqueuse, d'où inflammation constante du périoste et de l'os. Nécrose facile des osselets, d'où suppuration prolongée jusqu'à élimination du séquestre. Rétention facile de pus. Difficulté d'atteindre par la thérapeutique les parties malad . Communication permanente avec le naso-pharynx largement infecté et avec le conduit externe. Propagation facile aux cellules mastoïdiennes. Toutes ces raisons montrent pourquoi l'otorrhée s'installe si aisément en dehors même des processus tuberculeux ; et on conçoit que dans ces conditions le pus devienne rapidement polymicrobien.

La richesse de cette flore microbienne est un obstacle sérieux dans une recherche étiologique quand on veut déterminer exactement la part qui revient à chacune des espèces. On ne peut plus ici établir un diagnostic même de probabilité d'après examen direct sur lame; on est forcé d'avoir recours aux cultures.

Or, la plupart des auteurs ont noté la contradiction apparente entre la pauvreté des cultures obtenues et la richesse en microbes du pus examiné directement.

Les travaux tout récents de Rist viennent donner une explication plausible de cette pauvreté de cultures en montrant que la plupart des formes microbiennes trouvées à la coloration appartiennent à des espèces strictement anaérobies.

Dans les pus d'otorrhée chronique ancienne fétide qu'il a examinés, Rist a constamment trouvé des microbes anaérobies en grande abondance, mêlés à un petit nombre de microbes aérobies vulgaires. Les mêmes constatations ont été faites par cet auteur dans deux cas d'otorrhée chronique récente, datant tous deux de 10 jours ; les anaérobies étaient en quantité prépondérante ; parmi les aérobies, il y avait dans les deux cas du streptocoque pyogène.

Laissons de côté, pour l'instant, le rôle pathogène de ce dernier, pour considérer seulement le rôle des microbes anaérobies.

L'opinion classique est que : 1° les microbes anaérobies

représentent les agents d'une infection secondaire arri-
vant à la cavité de l'oreille moyenne, par la voie de la
trompe d'Eustache ; et que : 2° il en résulte simplement
une tendance de l'otorrhée à passer à la fétidité. Mais, en
réalité, depuis les recherches de Rist, ce rôle est beaucoup plus important : d'abord les anaérobies sont probablement capables de créer, à eux seuls, une otite moyenne
aiguë (Observation XI) ; ensuite et surtout, ces anaéro-
robies ne sont nullement des microbes indifférents au
point de vue de la gravité et de l'évolution ultérieure de
l'infection auriculaire ; si quelques-uns d'entre eux sont
de vulgaires saprophytes dépourvus de tout pouvoir pathogène, d'autres au contraire développent chez les ani-
maux inoculés des suppurations gangréneuses souvent
mortelles.

Ce qui prouve que leur virulence existe aussi chez
l'homme, c'est qu'on les rencontre constituant les agents
essentiels de mastoïdites et de complications graves, encé-
phaliques, phlébitiques ou généralisées à point de départ
auriculaire.

Par conséquent, *on doit tenir grand compte des anaérobies dans toutes les recherches bactériologiques faites sur
les infections de l'oreille ou sur les infections parties de là ;*
si on néglige les cultures à l'abri de l'air, on est exposé
à deux sortes d'erreurs ; ou bien regarder comme stérile
une suppuration due à des microbes strictement anaérobies ; ou bien attribuer à des pyogènes aérobies banaux,
et en particulier au streptocoque, un rôle pathogène qui
ne lui revient nullement, rôle qu'il usurpe dans le cas

particulier par suite de la non connaissance d'une infection anaérobie coexistante.

Veillon et Zuber, Rist ont montré en effet que les anaérobies sont fréquemment accompagnées dans l'oreille et même dans le sang ou dans les organes (en cas de septicémie généralisée), d'aérobies en petite quantité, qui s'emparent de l'oxygène du milieu et permettent ainsi la pullulation des anaérobies : c'est là un cas particulier d'une loi générale établie par Pasteur sur les conditions d'existence des anaérobies dans des milieux qui sont peu aptes à la vie sans air : la symbiose des anaérobies et des aérobies crée alors les conditions de l'anaérobiose.

Les recherches qui ont été faites jusqu'ici sur la présence du streptocoque dans les otorrhées chroniques ont donc une signification moindre que dans les otites moyennes aiguës.

Nombreux sont les examens qui ont été publiés ; sans entrer dans les détails, rappelons les principaux mémoires.

Röhrer, en 1888, a vu diverses formes de cocci dans les processus suppuratifs chroniques de l'oreille.

Moos (1888) prétend avoir rencontré d'une façon constante le streptocoque dans les otites chroniques et leurs complications ; mais il a généralement négligé de faire des cultures, il s'est contenté la plupart du temps de déceler le streptocoque par la méthode des colorations, et il semble n'avoir prêté qu'une attention médiocre aux autres espèces bactériennes. On ne peut donc pas regarder ses conclusions comme suffisamment justifiées.

Martha, dans un travail important couronné par l'Académie de médecine (1892), note l'existence de streptocoque dans 18 cas sur 50.

Par contre Zaufal, Gradenigo, Kanthack, montrent que le streptocoque n'a pas dans les otorrhées chroniques le rôle prédominant que bien des auteurs lui accordent, mais qu'on trouve à côté de lui une série de formes autres et de bacilles saprophytes sur la valeur pathogène desquels il est fort difficile d'être fixé.

En somme la question est loin d'être résolue et appelle de nouvelles recherches. Comme le fait remarquer Rist, on doit à l'avenir tenir grand compte de l'odeur du pus ; c'est seulement dans les cas où il est fétide qu'on a des raisons sérieuses de suspecter la présence des anaérobies ; peut-être les pyogènes banaux sont ils les agents essentiels des suppurations non fétides.

La difficulté d'interprétation des différents mémoires publiés est d'autant plus grande que l'on peut trouver dans l'oreille moyenne chroniquement infectée des streptocoques qui ne sont nullement pathogènes, mais qui se rapprochent des formes décrites par Marot et Veillon, formes dépourvues de virulence, habitant normalement la bouche, et que seules les cultures et inoculations permettent de reconnaître.

Cette incertitude dans la nature des agents véritablement actifs dans la suppuration chronique de l'oreille est d'autant plus regrettable que les complications graves sont d'ordinaire la conséquence des formes chroniques de l'otite. Nous sommes ainsi amené à étudier ces complications.

3° *Rôle du streptocoque dans les mastoïdites suppurées.*

Dans le mémoire de M. Netter de 1888, auquel il faut toujours revenir quand on aborde la question des infections streptococciennes à point de départ auriculaire, se trouve relatée la première observation connue de mastoïdite suppurée à streptocoques. Cette observation est inattaquable ; la présence à l'état de pureté des streptocoques est démontrée par les examens sur lamelles, par les cultures et par l'expérimentation. Aussi relatons-nous ce cas avec les détails les plus importants qui le concernent.

OBSERVATION II (NETTER) (1888).

(Résumée).

Otite aiguë double consécutive à une angine. — Mastoïdite subaiguë. — Présence de streptocoques virulents dans le pus de l'oreille et dans le pus mastoïdien.

Homme de 36 ans, atteint depuis 9 jours d'une otite gauche consécutive à une angine, et accompagnée d'une fièvre vive, d'insomnie, de vomissements alimentaires, d'otorrhée.

6 juillet. — Souffrances atroces dans la tête ; gêne considérable dans les mouvements du cou ; région mastoïdienne douloureuse à la pression et légèrement tuméfiée. Pas de phénomènes méningitiques.

8 juillet. — Écoulement purulent par l'oreille droite.

11 juillet. — Chute de la température.

19 juillet. — Écoulement purulent abondant des deux côtés.

6 août. — Persistance des signes locaux à gauche : la fièvre s'est rallumée.

10 août. — M. Tillaux trépane l'apophyse mastoïde et y

trouve une poche purulente de la capacité d'un dé à coudre. A la suite de cette opération, la guérison se fait rapidement.

BACTÉRIOLOGIE. — 1° *Pus de l'oreille.* — Sur lames, chaînettes courtes. L'inoculation du pus à une souris tue l'animal en huit jours ; dans le sang du cœur, nombreux streptocoques mis en évidence par les cultures, qui sont pures d'emblée.

2° *Pus de la mastoïde,* recueilli au moment de l'opération. Sur lames, streptocoques.

Cultures sur gélose et sur gélatine, colonies streptococciennes caractéristiques.

L'expérimentation fit reconnaître le pouvoir pathogène des microbes ainsi isolés, microbes qui existaient seuls dans ce pus.

Moos a rapporté, en 1888, deux observations de mastoïdite avec streptocoque dans l'écoulement d'oreille. Il s'agissait une fois d'une otite moyenne aiguë; l'autre fois d'une otite moyenne chronique; mais comme il n'a pas fait d'examen bactériologique correct du pus mastoïdien, qu'il s'est contenté de colorer les microbes de l'écoulement d'oreille, sans recourir au procédé des cultures, et que d'ailleurs il a trouvé dans le pus des germes divers, ses observations ne peuvent être invoquées en faveur du rôle pathogène du streptocoque dans la suppuration mastoïdienne.

En 1891, Moos publie de nouveaux examens de pus mastoïdien : Dans onze cas de mastoïdites, il a trouvé le streptocoque six fois ; mais les détails qu'il donne sur le manuel opératoire qu'il a suivi, sont trop succincts pour qu'on puisse savoir le degré de confiance que méritent ces recherches ; en tous cas, le streptocoque n'existait, en général, pas à l'état de pureté.

Par contre, Zaufal a trouvé (1889) quatre cas d'otite à streptocoque compliqués de mastoïdite; le streptocoque était le seul microbe en jeu.

Le travail de Kanthack (1890) vient montrer, pour les mastoïdites comme pour les otites aiguës, qu'on aurait tort d'attribuer au streptocoque une influence prédominante. En effet, dans les mastoïdites suppurées dont il a cultivé le pus, il n'a rencontré qu'une seule fois le streptocoque, et rien ne dit que celui-ci fût certainement le seul agent en cause.

Rist (1898) a étudié le pus de trois mastoïdites aiguës non fétides : il a vu qu'on devait les rapporter, dans deux cas, au pneumocoque; dans un cas, au streptocoque.

OBSERVATION III (RIST) (1898).

(Résumée)

Mastoïdite subaiguë non fétide due au seul streptocoque.

Fillette de 12 ans : Otite aiguë accompagnée rapidement de mastoïdite ; trépanation de l'apophyse par M. Tuffier.

Pendant trois semaines, grandes oscillations thermiques, et symptômes de méningisme; le crâne est trépané deux fois dans l'hypothèse d'un abcès du cerveau; mais on ne trouve rien et l'enfant guérit.

Deux examens ont été pratiqués sur le pus recueilli au fond de la plaie osseuse tamponnée à la gaze au sublimé.

Le pus, sur lamelles, contenait exclusivement un diplocoque peu abondant, gardant le Gram : les cultures *aérobies et anaérobies* permirent d'isoler un streptocoque, dont l'inoculation dans l'oreille d'un lapin amena l'apparition d'un érysipèle typique. — Aucun autre microbe n'existait dans le pus.

Rist conclut en ces termes : « Il paraît certain que les phénomènes d'infection générale que présente la malade étaient dus au seul streptocoque ».

Mais il n'est nullement démontré que cette malade ait eu véritablement de l'infection généralisée : les oscillations thermiques et les signes de méningisme ne sont pas suffisants pour l'affirmer; aussi rangeons-nous cette observation parmi les cas de mastoïdite suppurée à streptocoque et non parmi les streptococcies généralisées à point de départ auriculaire.

M. Küss nous a communiqué un cas de mastoïdite suppurée à streptocoque :

OBSERVATION IV inédite (G. Küss) (1895).

(Service de M. le prof. Hutinel)

Bronchopneumonie compliquée d'infection générale à streptocoque et staphylocoque doré. — Hydrocéphalie infectée. — Otite aiguë suivie de mastoïdite suppurée à streptocoques purs.

M..., Jules, âgé de 20 mois, entre dans le service de M. Hutinel aux Enfants Assistés, le 4 décembre 1895, pour une bronchite fébrile bientôt compliquée de broncho-pneumonie.

Au cours de celle-ci, apparaît une otite aiguë avec mastoïdite, et aggravation considérable de l'état général.

L'enfant est trépané par M. Kirmisson et meurt 10 heures après, avec des phénomènes méningés.

A l'autopsie, nous trouvons une bronchopneumonie bilatérale étendue, un foie infectieux, une grosse rate (45 gr.) Il n'y a pas de méningite, mais une hydrocéphalie ventriculaire limpide.

ETUDE BACTÉRIOLOGIQUE. — Le pus de la mastoïdite, recueilli au moment de l'opération, examiné sur lames, montre une purée de streptocoques : il n'y a pas d'autres bactéries colorables dans le pus, les ensemencements sur agar et sur bouillon donnent d'emblée des cultures streptococciennes pures.

Le sang du sinus latéral et le liquide hydrocéphalique recueillis aseptiquement dix minutes après la mort, donnent des cultures identiques, renfermant du streptocoque et du staphylocoque doré.

Un lapin de 2250 gr. est inoculé dans les veines avec 1 cc. de bouillon (culture du sang âgée de 36 heures) ; les repiquages ont montré que cette culture renfermait, à l'état de pureté, le streptocoque et le staphylocoque doré.

Température avant l'inoculation : 39 ; température 6 heures après : 41°. — Le lendemain matin, l'animal est trouvé mort et froid. — Le sang examiné sur lames montre un petit nombre de coccus prenant le Gram, disposés presque tous en diplocoques, sans capsules, quelques uns en chaînettes à 3. — Les ensemencements du sang et du foie donnant chacun du streptocoque et du staphylocoque doré.

Conclusions. — Nous avons donc été en présence d'une bronchopneumonie (son étude bactériologique n'a pas été faite) accompagnée d'une infection sanguine généralisée à streptocoques et à staphylocoques et d'une hydrocéphalie limpide infectée par les mêmes agents.

La virulence de ces microbes était très grande.

Au cours de cette septicémie médicale, est survenue une otite compliquée de mastoïdite : *le pus mastoïdien renfermait uniquement des streptocoques.*

Les faits de Netter, Zaufal, Rist, Küss montrent donc que les *mastoïdites aiguës peuvent être dues au seul streptocoque* ; mais inversement les recherches de Kanthack, signalées plus haut, celles de Rist qui a étudié un grand nombre de mastoïdites fétides et y a toujours trouvé des microbes strictement anaérobies très nombreux, seuls ou associés à un petit nombre d'aérobies ; enfin ce fait que la plupart du temps le pus des mastoïdites est fétide, permettent de penser *que les mastoïdites à streptocoques sont relativement rares.*

4° Rôle du streptocoque dans les complications endocrâniennes et généralisées des otites.

Les cliniciens savent, depuis très longtemps, combien les suppurations persistantes de l'oreille sont redoutables en raison de la facilité avec laquelle elles donnent naissance à des phénomènes méningitiques et pyosepticémiques. Quelques-uns de ces phénomènes, on doit le reconnaître, peuvent résulter tout simplement de la rétention du pus dans la caisse ou dans la mastoïde et même dans l'oreille (c'est le cas pour la céphalée, les grandes oscillations thermiques, les symptômes de méningisme), mais bien souvent on est réellement en présence d'une infection devenue endocrânienne ou généralisée ; si, en clinique, on hésite parfois à affirmer la participation des méninges, du sinus, du cerveau, du sang, au processus infectieux, bien des formes symptomatiques ne laissent aucun doute à ce sujet, et les examens cadavériques ou les constatations opératoires fournissent la même démonstration.

La connaissance des lésions péri-auriculaires habituelles dans ces cas et l'anatomie de l'oreille moyenne rendent un compte suffisant du danger.

En premier lieu, les otologistes ont vu que les complications intracrâniennes et généralisées des otites, se produisent le plus souvent *dans les otites devenues chroniques, propagées à la mastoïde*, et que la plupart du temps on trouve à l'autopsie *des lésions osseuses* allant jusqu'à la cavité crânienne ; tantôt c'est une suppuration qui a détruit le rocher de manière à mettre la paroi du sinus latéral ou la duremère en contact avec les produits septiques de la mastoïde ou de l'oreille moyenne, et cela d'autant plus facilement que la barrière osseuse qui protège la caisse est par endroits excessivement mince, tantôt c'est une ostéite qui a rendu, au voisinage du crâne, l'os poreux et imprégné de pus.

Dans tous ces cas, la propagation de l'infection aux organes profonds se fait par contiguité.

Dans d'autres cas, ce sont les dispositions anatomiques spéciales de l'oreille moyenne qui doivent être incriminées.

1° Le rocher est creusé de conduits qui logent des nerfs et des vaisseaux : C'est quelquefois le long d'un de ces nerfs que le pus arrive au cerveau ; ou bien la jugulaire, la carotide sont intéressées directement en raison de la minceur extrême des lamelles osseuses qui les séparent de la caisse ; ces lamelles présentant mêmes parfois des lacunes qui mettent en contact la paroi jugulaire et la muqueuse tympanique.

2° La mastoïde est traversée par une veine émissaire qui met le sinus latéral en communication avec les veines extra-crâniennes : aussi, en cas de périostite ou d'ostéite mastoïdienne, une phlébite peut-elle se propager par cette voie au sinus latéral.

3° A la périphérie de la région, là où l'os prend la structure de la voûte crânienne, le diploé est extrêmement riche en veinules tributaires des sinus : c'est un chemin tout tracé pour l'infection.

4° Au niveau de la voûte de l'oreille moyenne, la paroi osseuse, normalement très mince, offre chez l'enfant une suture (suture pétrosquameuse) non encore oblitérée, qui donne passage à de nombreux vaisseaux duremériens s'anastomosant avec les vaisseaux de la caisse et mettant ainsi les artérioles de l'oreille en communication avec la méningée moyenne.

5° Enfin, chez l'adulte comme chez l'enfant, une partie des veines du tympan et de la muqueuse de la caisse aboutissent au sinus latéral ou à la jugulaire interne, d'où propagation facile d'une phlébite par ces vaisseaux.

Les complications capables de prendre naissance sont de divers ordres : méningo-encéphalites, méningites, abcès du cerveau, thrombophlébites, ou d'autre part pyohémies nées directement, comme l'ont montré Toumeret, Tröltsch, Hawkin, Politzer, sans thrombose antérieure. La plus fréquente de beaucoup parmi toutes ces complications c'est la *thrombophlébite du sinus latéral* : elle est aussi la plus intéressante, car une intervention opératoire est possible contre elle.

Sa fréquence relative résulte des statistiques suivantes :

Guerder, parmi 70 cas de mort, a trouvé 18 phlébites des sinus. — Jansen, sur 34 complications cérébrales des otites moyennes, a noté 17 thromboses sinusiennes. — Körner relève 41 cas de phlébite du sinus, sur 115 complications intracrâniennes ; Pitt, 22 sur 65.

A l'origine de toutes ces complications se trouve, dans un certain nombre de cas, le streptocoque. On en a la preuve d'abord à l'allure spéciale que peuvent prendre les infections générales parties de l'oreille moyenne ;

mais ce n'est là qu'une impression, en quelque sorte qu'une probabilité : seule l'étude bactériologique fait arriver à la certitude et transformer l'hypothèse en une donnée positive.

Malheureusement, les nombreuses observations publiées ne renferment que fort rarement des renseignements utilisables à ce point de vue Dans les unes, aucune recherche microbienne n'a été faite ; dans les autres, l'étude a été trop sommaire pour autoriser une conclusion. Quelquefois, du reste, les septicopyohémies accompagnant les otites purulentes se terminent par la guérison. La bactériologie de ces formes est fort difficile à pousser à fond : on sait en effet que le sang peut être discrètement infecté et ne pas révéler son infection lors des ensemencements.

Nous croyons nécessaire de subdiviser, au point de vue du rôle joué par le streptocoque, les complications générales des otites en trois groupes, et nous envisagerons:

1° Les cas observés au cours d'une otite aiguë.

2° Les infections survenues dans les otites chroniques fétides et accompagnées de processus putrides ou gangréneux.

3° Les infections survenues dans les otites chroniques, sans accompagnement de phénomènes gangréneux ni de suppurations fétides.

PREMIÈRE VARIÉTÉ. — *Infections crâniennes ou générales au cours d'otites aiguës.*

L'opinion classique est que ces formes sont rares. Le streptocoque est probablement l'agent pathogène le plus habituel dans ces cas ; nous savons en effet que les otites aiguës sont volontiers des otites à streptocoques, et nous savons d'autre part que le streptocoque est fréquemment un agent de septicémie : l'histoire des angines aiguës infectieuses, des complications de la scarlatine, des infections bronchiques est là pour le prouver.

Gradenigo a rapporté un cas de rhumatisme infectieux consécutif à une otite moyenne aiguë (1893).

M. Netter a donné, dans son mémoire de 1888, l'observation d'un tuberculeux atteint d'otite aiguë, et presque en même temps de phénomènes méningés. Ce malade (observation V) mourut sept jours après le début des accidents, et à l'autopsie on trouva une méningite purulente de la base du cerveau ; une grosse goutte de pus verdâtre était fixée sur la dure mère au niveau du conduit auditif interne. La caisse du tympan était pleine de pus ; le rocher était atteint d'ostéïte aiguë avec lésions étendues (dénudation osseuse, nécrose, suppuration). « *Les pus de l'oreille, du rocher, de l'exsudat méningé renfermaient un grand nombre de longues chaînettes* ».

Il s'agit d'une ostéïte aiguë et même suraiguë du rocher, accompagnant une otite aiguë et ayant déterminé, par contiguité, une méningite ; les colorations ont montré que le microbe pyogène était le streptocope.

L'Observation suivante est encore un exemple d'otite aiguë avec streptococcie :

Observation VI (Mignon) (1893).

(Résumée).

Otite moyenne aiguë. — Érysipèle facial au trente-cinquième jour. — Phlébite de la jugulaire. — Abcès multiples dont l'un, examiné bactériologiquement, renfermait de nombreux streptocoques. — Guérison.

Soldat de 21 ans, ayant eu à 13 ans une otite moyenne catarrhale gauche qui dura trois semaines et guérit complètement.

Le 1er avril 1893 commence une otite aiguë qui suppure au bout de huit jours. Du 15 avril au 9 mai, rien de spécial, l'otite est en bonne voie de guérison. Le 9 mai érysipèle facial.

Le 30 mai, le malade revient guéri de l'érysipèle, mais avec une exacerbation de l'otite et une complication grave de celle-ci. — Phlébite de la jugulaire interne. — Pyohémie caractérisée par un mauvais état général, des frissons, de la fièvre, une escarre sacrée, et des abcès multiples : abcès cervical, abcès rétro-trochantérien, abcès fessier, abcès brachial, abcès susclaviculaire ; de plus, hématurie et albuminurie.

Le malade finit par guérir : convalescence bien longue, qui, à la fin de septembre, avait ramené le malade à l'état de santé ; l'oreille était complètement guérie.

Le pus de l'abcès rétro-trochantérien renfermait de nombreux streptocoques.

2° *Otites chroniques*

Dans les otites chroniques, nous l'avons vu, le rôle du streptocoque est fort mal élucidé ; donc, pour les complications de ces otites on ne peut rien supposer *a priori*, et on est forcé de recourir à l'examen direct.

Or ici on est tombé trop facilement dans la tendance

naturelle que l'on a de conclure des faits connus aux faits encore à l'étude. *Le streptocoque étant un agent certain de suppuration auriculaire et de complications d'origine otique, il suffirait que l'on obtînt dans les pyosepticémies parties de l'oreille des cultures streptococciennes pour que l'on admît avoir affaire à une streptococcie ; comme la flore poly-microbienne des otorrhées, ne se retrouve pas dans les tubes ensemencés avec le sang, les abcès, les viscères des malades infectés, elle paraissait n'avoir qu'un rôle insignifiant, de même que dans une gorge atteinte de diphtérie les bactéries multiples que l'on rencontre n'ont qu'une importance minime.*

Au point de vue de la justesse de ce raisonnement, les deux observations suivantes nous paraissent singulièrement suggestives.

OBSERVATION VII. (VEILLON et ZUBER) (1898).

(Résumée)

Otorrhée fétide. — Mastoïdite aiguë. — Thrombophlébite sinusienne. — Abcès gangréneux du cerveau et des poumons. — Le pus mastoïdien recueilli lors d'une trépanation ne contient que des bacilles anaérobies. — Les produits recueillis à l'autopsie renferment en outre quelques colibacilles et streptocoques.

Fillette de 11 ans, ayant une otorrhée vieille de 5 ans. Une mastoïdite aiguë se développe et s'accompagne de phénomènes méningés : la trépanation de la mastoïdite ouvre un gros abcès fétide mais qui ne sauve pas la malade qui succombe le surlendemain.

A l'autopsie phlébite purulente sinusienne, abcès gangréneux du lobe sphénoïdal, foyer de gangrène pulmonaire.

Étude bactériologique — Pus mastoïdien, deux anaérobies à l'état de pureté, pas d'aérobies.

Pus cérébral et pulmonaire ; on retrouve les deux anaérobies précédentes et en plus de rares colibacilles et quelques streptocoques.

Sang du cœur recueilli à l'autopsie : mêmes microbes que dans le pus cérébral.

Observation VIII (Rist) (1898).

(Résumée)

Otorrhée ancienne. — Mastoïdite. — Thrombophlébite sinusienne. — Mort avec phlegmon diffus cervical et gangrène pulmonaire.— Pus mastoïdien à anaérobies purs. Dans les complications, on trouve en plus le streptocoque.

Enfant de 12 ans, avec otorrhée datant de 3 ans.

Mastoïdite aiguë, trépanation, phlegmon diffus gazeux de la région cervicodorsale. Mort.

A l'autopsie, thrombose sinusienne et jugulaire ; gangrène pulmonaire en foyers disséminés et circonscrits.

Étude bactériologique. — Pus mastoïdien : deux anaérobies à l'état de pureté, pas d'aérobies.

Phlegmon putride du dos ; on retrouve les deux anaérobies et en plus du streptocoque. Foyer de gangrène pulmonaire ; mêmes résultats que pour le pus du phlegmon.

Ainsi voilà deux observations tout à fait superposables l'une à l'autre :

Dans les deux cas, le pus mastoïdien, origine de l'infection, recueilli au moment de la trépanation, ne renferme absolument que des anaérobies ; pas trace de streptocoques ni sur lames, ni par cultures. On trouve au contraire du streptocoque en petite quantité, associé aux

anaérobies dans les liquides des complications pulmonaires, cervicales, cérébrales. Bien évidemment *le streptocoque n'a joué là qu'un rôle effacé; il s'est introduit soit
au cours de la trépanation, soit après la mort ; et pourtant
si on s'était contenté de faire des cultures aérobies on
n'aurait trouvé que lui, et on aurait conclu à une infection
streptococcienne.*

Cela posé, examinons rapidement les deux dernières
variétés d'infections d'origine otique que nous avons dis-
tinguées tout à l'heure.

Deuxième variété. — *Infections survenues dans les otites
chroniques avec processus fétides ou gangréneux.*

C'est là une forme fréquente. Picqué et Février ont
souvent trouvé une odeur fétide aux abcès intracrâniens
d'origine otique. Veillon et Zuber, Rist, ont publié plusieurs observations de ce genre tout à fait typiques.

Le streptocoque intervient-il dans ces formes ? On pou-
rait le croire, d'après l'observation suivante due à M. Netter
(mémoire déjà cité).

Observation IX (Netter) (1888).

(Résumée).

*Pyosepticémie d'origine otique sans sinusite. — Gangrène pul-
monaire. — Streptocoque virulent dans le pus de l'oreille et
les diverses complications.*

Jeune femme entrée dans le service de M. Duguet avec une
fièvre vive à type intermittent, une dyspnée violente, une
expectoration sanguinolente et à odeur gangréneuse. Mort
rapide.

A l'autopsie, foyer de gangrène pulmonaire gros comme

une noix avec oblitération des artérioles pulmonaires corres-
pondantes. Pleurésie fibrino-purulente de la base droite.

Pus dans les oreilles moyennes. Sinus intacts.

« Nous avons fait l'examen bactériologique du pus de
l'oreille, des coagulations de l'artère pulmonaire, du foyer pulmonaire, du liquide pleurétique, du sang du cœur gauche. Les
cultures nous révélèrent l'existence de streptocoques pyogènes
dans ces divers points, comme l'avait déjà fait l'examen microscopique. Les inoculations prouvèrent le caractère pathogène des microbes. Le sang du ventricule gauche ne contenait
pas d'autres microorganismes. Dans le pus de l'oreille, dans le
foyer pulmonaire on trouvait de plus le staphylocoque pyogènes aureus, accompagné de deux variétés de bacilles, l'un
mince et court, l'autre gros et plus long. La présence du
streptocoque à l'état de pureté dans le sang du cœur prouve
que c'est à ce microbe qu'il faut attribuer les accidents d'infection générale ».

Mais comme les anaérobies n'ont pas été recherchés, que
dans le foyer pulmonaire, se trouvaient des bacilles qui n'ont
pas été déterminés, il est logique, en raison de la nature gangréneuse des infarctus pulmonaires, d'admettre une infection
mixte, dans laquelle le streptocoque est intervenu activement
mais où les anaérobies avaient eu aussi un rôle important.

TROISIEME VARIÉTÉ.—*Infections crâniennes ou généralisées
d'origine otique avec pus non fétide.*

C'est dans cette forme d'infections que nous aurons
chance de rencontrer de préférence la streptococcie.

Au dire de Moos, celle-ci serait l'espèce d'infection
de beaucoup la plus habituelle au cours des otites chroniques. Mais nous avons déjà vu que les résultats annon-
cés par Moos dans les deux mémoires de 1888 et de 1891
inspirent peu de confiance.

Observation X (Netter) (1888).

(Résumée).

Otite chronique. — État typhoïde. — Phlébite probable des sinus caverneux et des veines ophtalmiques. — Érythème infectieux. — Mort. — Pas d'autopsie. — Streptocoque dans le pus de l'oreille et dans les phlegmons oculaires.

Femme de 29 ans, entrée à l'hôpital le 2 mars 1888, avec une otorrhée gauche datant de trois mois et un état typhoïde.

Les jours suivants aggravation et développement :

1° De phlegmon des deux yeux ;

2° De taches rouges au niveau des poignets et du carpe.

Mort le 15 mars.

Examen bactériologique. — Dans le pus de l'oreille, recueilli le 8 mars, l'examen microscopique montre des streptocoques et quelques bâtonnets ; les cultures donnent lieu au développement de colonies de streptocoques, de staphylocoques et d'un bacille.

Les cultures sur agar et en bouillon de l'humeur aqueuse de l'œil droit recueillie trois heures après la mort, de l'humeur vitrée de l'œil gauche, du sang d'une veine, donnent uniquement de nombreuses colonies streptococciennes.

Réflexions de l'auteur. — Les désordres des deux yeux avaient bien les caractères de ceux qui succèdent à la phlébite de la veine ophtalmique.

D'autre part, le streptocoque a été trouvé par la coloration et les cultures dans le pus de l'oreille (non à l'état de pureté) et dans les phlegmons oculaires.

Il est donc très probable qu'on a eu affaire à une thrombo-phlébite à streptocoques du sinus latéral et du sinus caverneux.

Hecke (de Breslau) a communiqué à la soixante-troisième réunion des médecins et naturalistes allemands, tenue à Halle (sept. 1891) un cas qui peut être résumé de la façon suivante (observation XI) : otite purulente ancienne pour laquelle on trépane la mastoïde ; frissons répétés ; gonflement de l'articulation du coude ; ouverture de celle-ci ; on trouve une sérosité louche contenant une grande quantité de streptocoques. — Guérison.

Hecke a rapporté en même temps un autre cas tout semblable, mais où l'examen bactériologique n'a pas été fait.

Du cas de Hecke on peut rapprocher le cas suivant de M. Chauvel (Val-de-Grâce), qui s'en rapproche beaucoup au point de vue de l'évolution.

OBSERVATION XII (CHAUVEL)

(Résumée)

Otite purulente. — Septico-pyohémie. — Abcès multiples, les uns stériles, les autres renfermant les pyogènes banaux. — Ceux-ci sont retrouvés dans le sang. — Guérison.

Soldat entré au Val-de-Grâce le 7 février 1890 pour une otite purulente gauche ; avec léger gonflement de la région mastoïdienne s'accompagnant de douleurs et de fièvre, mais sans œdème et sans phénomènes généraux.

On n'a pas à intervenir, le gonflement mastoïdien disparaît, les douleurs diminuent, l'écoulement reprend.

Toutefois la fièvre persiste à 38° le matin, 40° le soir ; le 22 février le malade se plaint de douleurs dans l'aine gauche et dans le mollet du même côté. On pense à une phlébite septique. Les jours suivants le gonflement augmente à la cuisse, la sensibilité est vive ; il y a un peu de tension des parties, mais ni œdème ni fluctuation.

Le 1er mars, des ponctions exploratrices faites dans la partie gonflée ne donnent pas de pus ; sur le trajet des vaisseaux fémoraux, la veine forme une corde dure douloureuse.

Au mollet, l'état est le même, mais sur le dos du pied gauche, en arrière, des orteils s'est formée une plaque rouge œdématiée.

Le 5 mars, incision de cet abcès, issue de pus.

L'urine renferme 1 gr. 50 d'albumine

L'examen bactériologique du pus de l'oreille pratiqué par M. Vincent montre un organisme de coloration verdâtre.

Le pus de l'abcès montre du staphylococcus aureus et du streptocoque que l'on retrouve dans le sang.

Le 10 mars un abcès se forme au mollet gauche et est ouvert, ce pus ne montre à M. Vincent aucun microbe.

Le 14 avril une prise de sang ne montre plus aucun microbe de la suppuration.

Le malade fait encore un abcès à la cuisse sous le fascia lata de la région trochantérienne. Il sort guéri le 15 septembre ne conservant qu'une déviation prononcée du bassin qui entraîne un raccourcissement apparent de la jambe gauche.

En mars 1894, MM. Tuffier et Zuber ont communiqué à la société anatomique trois cas d'abcès du cerveau à streptocoques consécutifs à des otites moyennes et suivis de guérison après trépanation.

Les observations que nous venons de rapporter n'ont pas une valeur absolue au point de vue de la démonstration de streptococcies consécutives à des otites chroniques. Dans aucun cas les cultures anaérobies, n'ont été faites : dans aucun cas la possibilité d'une infection à microbes anaérobies n'a été écartée : et même dans l'observation de M. Chauvel, l'infection anaérobie est bien probable, puisque, dans un des abcès M. Vincent n'a rencontré aucun microbe : nous ignorons quelle technique a été suivie, mais admettons qu'on ait eu recours aux colorations et aux cultures aérobies, le résultat négatif des unes comme des autres ne permet nullement d'écarter l'hypothèse d'infection anaérobie ; nous savons, en effet, qu'il n'est pas rare de trouver des pus qui, examinés sur lamelles ne montrent aucune bactérie colorable et qui pourtant se revèlent infectieux par les ensemencements appropriés ; d'autre part il est bien difficile d'admettre que dans un abcès récent le pus soit vraiment stérile.

L'observation suivante qui nous a été communiquée par M. Küss est au contraire un exemple certain de *strepto-coccie pure* au cours d'une otorrhée chronique.

Observation XIII inédite (G. Küss) (1895).

(Service de M. le professeur Hutinel)

Otite moyenne purulente chronique non fétide. — Mastoïdite suppurée latente. — Thrombophlébite à streptocoques du sinus latéral et de la jugulaire. — Streptococcie généralisée. — Evolution rapide, en 11 jours. — Mort.

De.... Gaston, âgé de 9 ans, entre dans le service de médecine des Enfants Assistés le 21 août 1895, parce que, depuis la veille, il souffre de l'oreille gauche.

On doit observer que depuis l'âge de deux ans, cette oreille est atteinte d'affection chronique ; que tous les ans elle donne lieu de temps en temps à un écoulement purulent, et que jamais elle n'a été soignée.

L'enfant est vigoureux, bien développé, intelligent ; dans son passé pathologique et dans ses antécédents héréditaires, je ne relève en dehors de son otite chronique rien qui soit digne d'être noté.

ÉTAT DU MALADE A L'ENTRÉE, LE 21 AOUT. — Depuis hier, le malade a de la fièvre, de plus la langue est sale ; *céphalée peu intense;* agitation pendant la nuit du 20 au 27 ; *douleur de l'oreille gauche.*

L'oreille ne coule pas ; l'apophyse mastoïde n'est ni douloureuse à la pression ni enflammée en apparence ; à l'examen, au spéculum, il y a au fond du conduit du pus concreté recouvrant un tympan perforé ; une fois ce pus enlevé, le passage de l'air se fait plus librement, sans entraîner de pus ; mais pendant le reste de la journée, il s'écoule de l'oreille une petite quantité de pus *non fétide,* et l'oreille reste constamment perméable à l'air. — Soins antiseptiques de l'oreille (lavages à la liqueur de Van Swieten et instillations de glycérine au sublimé).

22 Aout. — Bien que l'oreille coule librement depuis hier et qu'il n'y ait aucun signe nouveau de ce côté, ni gonflement, *ni douleur à la pression de la mastoïde,* ni symptôme pouvant faire penser à une complication cérébrale (ni vertiges, *ni céphalée vive,* ni troubles intellectuels) la température reste élevée et le pouls très fréquent (130).

Il y a eu hier soir *un vomissement;* étant donné l'anorexie, la constipation, la langue sale, la fièvre et de plus l'absence de tout symptôme et de tout signe physique anormal du côté de la gorge, des poumons, des articulations, de l'abdomen, on pense à *une infection intestinale.* Malgré une légère albuminurie, la dothiénentérie est écartée ; l'aspect du malade n'est pas du tout celui d'un typhyque.

Purge : 15 gr. de sulfate de soude amènent dans les 24 h. 6 selles.

23 Aout, MATIN. — L'enfant va bien ; la fièvre est tombée ; le diagnostic de la veille semble confirmé : *ni céphalée, ni douleur d'oreille.*

23 Aout, SOIR. — La température est remontée, et *en même*

temps a repris la céphalée, d'ailleurs légère, simplement imputable à la fièvre selon toute vraisemblance ; il y a de plus *un peu d'excitation cérébrale* (agitation, parole brève); l'albuminurie persiste.

Auscultation du poumon et du cœur négatives ; ventre souple; gorge saine.

Rien de spécial du côté de l'oreille ; elle coule un peu, .mais elle est perméable à l'air et ne fait nullement souffrir le malade.

Arthralgie légère du poignet droit, douloureux à la pression et aux mouvements ; d'autre part, douleur au niveau du genou droit, non articulaire, *localisée nettement à la tête du péroné*, sans aucun point sensible le long du trajet du sciatique. Rien au cœur.

24 MATIN. — Même état. *Le diagnostic reste hésitant entre rhumatisme articulaire aigu et pseudo-rhumatisme infectieux.* M. Hutinel prescrit antipyrine : 2 gr. et quinine 0,50.

24 SOIR. — Il va mieux, la fièvre est tombée.

25 AOUT. — *Poussée fébrile intense expliquée par l'apparition de nouveaux phénomènes inflammatoires articulaires ou mieux juxta-articulaires.*

L'état général est bon ; il se plaint de souffrir de ses membres, mais à part cela, il n'est pas mal à son aise ; la nuit a été sans sommeil, à cause des douleurs, mais il n'y a pas eu d'agitation ; intellect intact ; pas de prostration.

Le pouls est calme, assez fort.

Du côté de l'oreille, rien de nouveau ; *il n'en souffre nullement. Aucune céphalée.*

Anorexie absolue; langue humide, saburrale ; un vomissement a eu lieu hier au soir, provoqué peut-être par l'antipyrine.

Cœur, poumons auscultés attentivement, normaux.

Urines légèrement albumineuses.

Voici l'état exact des phénomènes douloureux : *l'articulation radiocarpienne droite* est douloureuse à la pression et aux mouvements : la *jambe droite* offre une douleur extrêmement

vive à la tète du péroné et tout le long du tiers supérieur de
cet os : l'articulation du genou est saine : une douleur est
apparue dans le *pied droit*, impossible à localiser ; il y a un
point douloureux limité à la partie supérieure de la face interne du *tibia droit* et derrière la *tête du péroné gauche* ; la
hanche droite est douloureuse à la pression dans le triangle
de Scarpa. Au niveau du *coude gauche*, douleur vive à 2 centimètres au-dessus, de l'olécrane sans aucune rougeur ; le triceps
semble hors de cause, car les mouvements d'extension sont in-
dolores. Au niveau du *cou*, les apophyses épineuses dans la
fossette sous-occipitale paraissent douloureuses à la pression ;
*vive douleur à la pression le long du bord antérieur du sterno-
cleido-mastoïdien gauche sous l'oreille sur une longueur de
plusieurs centimètres (apophyses transverses cervicales ?) ; pas
de gonflement appréciable ; les mouvements de rotation de la
tête sont douloureux.*

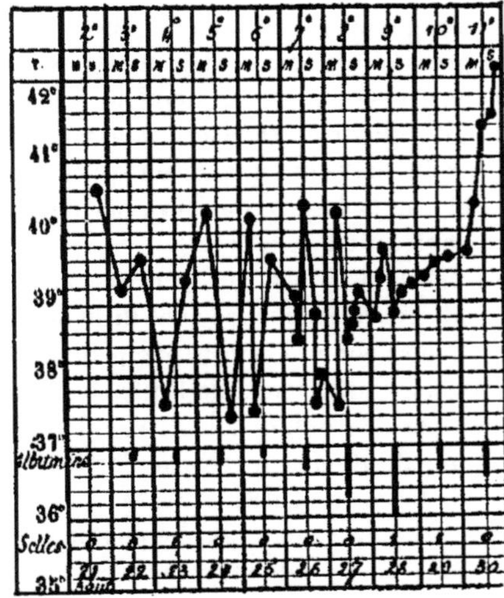

Courbe de température de De..... (Gaston). — Les traits verticaux noirs re-
présente la proportion relative d'albumine urinaire, appréciée par le pro-
rédé du verre de Gubler. La température a été prise à partir du 7ᵉ jour,
toutes les quatre heures (4 h., 8 h., midi, 4 h., 8 h., minuit).

On pense à du rhumatisme articulaire franc avec réserve, pour un rhumatisme infectieux, et on prescrit du salicylate de soude.

Deux centimètres cubes de sang pris aseptiquement dans une veine du coude sont encemencés sur agar. *Ces tubes sont demeurés stériles*.

29 AOUT MATIN. — Aggravation considérable depuis 3 jours. Aucun doute ne peut subsister sur l'existence d'une infection grave, d'une septicémie généralisée.

L'état général est sérieux. Langue sèche, prostration succédant à des périodes d'excitation, délire (parole brève, il se lève malgré ses douleurs, a des hallucinations, cause tout haut). En somme état typhoïde.

L'oreille coule assez abondamment.

Phénomènes douloureux : le poignet droit est toujours douloureux, mais non gonflé ; facilement mobilisable.

L'articulation du genou est un peu tuméfiée et renferme du liquide, mais la pression de la synoviale n'est pas douloureuse, les petits mouvements non plus. La douleur du quart supérieur du péroné est difficile à localiser exactement ; il y a une très vive douleur à la pression quand on presse sur la face externe de l'os et sur la loge antérieure périnéo-tibiale : le mollet n'est pas douloureux à la pression.

Le pied droit est douloureux, un peu rosé au niveau de sa partie interne, mais ces phénomènes sont difficiles à localiser; l'articulation tibio-tarsienne ne paraît pas prise du tout.

Douleur à la pression antérieure de la hanche droite.

Coude gauche : pas de liquide articulaire ; depuis l'olécrane jusqu'à une distance de 10 centimètres de l'articulation, sur la face postérieure du bras, tuméfaction rosée rougeâtre.

En tous cas, ce qui montre que les phénomènes douloureux articulaires ne sont pas prédominants, c'est que dans son délire, il se lève, se tient debout, marche, et qu'il se sert de ses mains pour boire, boutonner sa chemise, etc..

En plus de ces phénomènes douloureux bien localisés, je

note une *hyperesthésie généralisée* non pas cutanée, ni superficielle, mais profonde : les pressions larges des cuisses, des jambes, du thorax, de l'abdomen, du cou, arrachent au malade des grimaces de douleur et des cris : c'est fort analogue à l'hyperesthésie qui est si fréquente dans la granulie à forme méningée. En raison de cette hyperesthésie, on doit renoncer à apprécier l'état exact de la douleur des vertèbres cervicales le long du sterno-mastoïdien.

Appareil circulatoire. — Le pouls est fréquent, mais égal et régulier.

Depuis 3 jours les bruits du cœur paraissent sourds, ce qui avait fait penser à un début de péricardite. On trouve en outre dans la région du cœur un souffle nettement systolique non propagé dans l'aisselle, ayant la même intensité de la pointe à la base. Dans l'état d'hyperesthésie du malade, la sensibilité du phréniqué à la pression ne peut être recherchée.

Appareil digestif. — Constipation ayant duré 4 jours : hier, selle abondante à la suite d'un lavage intestinal.

Ni nausées, ni vomissements.

Poumons. — Pas de dyspnée. Quelques râles dans la lame pulmonaire antérieure gauche.

Urines. — A la suite de l'administration du salicylate de soude qui a été pris le 25, à la dose de 3 gr., le 26 et le 27, à la dose de 6 gr., l'albuminurie a augmenté beaucoup ; ce matin (salicylate remplacé depuis hier par 3 gr. d'antipyrine) l'albuminurie a diminué notablement. La quantité d'urines reste plutôt supérieure à la normale (entre 1000 et 1100 chaque matin).

État cérébral. — Le délire, les hallucinations, l'agitation, l'hyperesthésie généralisée profonde ont été signalés plus haut, l'enfant reconnaît les personnes qui l'entourent et ne se plaint nullement de céphalée.

30 AOUT MATIN. — Aggravation considérable depuis hier, la situation est évidemment désespérée et la terminaison fatale toute proche.

Le visage est effilé, livide, atone, plombé, langue sèche; carphologie incessante, état semi-comateux dont le malade ne sort que pour crier quand on le remue. Il ne reconnait plus personne.

En plus des signes déjà constatés la veille, nous trouvons :

Une *fréquence excessive du pouls* (170) : on n'entend à l'auscultation que les deux bruits de timbre normal se succédant avec le rythme fœtal.

Absence de dyspnée mais quelques râles humides aux deux bases.

Sur l'abdomen, dans la région hypogastrique, quatre à cinq *nodules* sous-cutanés, assez durs, adhérents au plan musculo-aponévrotique.

Au bras gauche, rougeur plus intense et apparition d'un *gonflement œdémateux* à la partie moyenne de la face postérieure du bras.

Au devant du genou gauche, une petite tache qui semblait la veille être due simplement au poids des couvertures, est devenue une *papule* en saillie, du diamètre de un sou, rouge, faisant partie intégrante de la peau, glissant avec elle sur les plans profonds.

Au pied gauche, est apparue dans la nuit une tuméfaction d'un rose violacé, relativement considérable sur le dos du pied : à l'incision s'écoule *une sérosité louche* sans odeur (cultures).

Rougeur au-dessus de la tête du cubitus sur une étendue de plusieurs centimètres.

De *petites taches rouges* apparaissent aux jambes sur les parties qui reposent sur le lit.

Escarre commençante au sacrum.

30 Août, soir. — A 4 heures, 41° 5 (temp. rectale); à 6 heures, vomissement bilieux ; à 7 heures, mort.

Une demi-heure après la mort, 42° 1 (temp. rectale).

Autopsie. — 16 heures après la mort.

Cadavre émacié se putréfiant vite.

Bras gauche : à l'incision de la partie moyenne de la loge du triceps, les tissus sus et sous-aponévrotiques se montrent infiltrés d'une sérosité louche : il y a à la fois œdème sous-cutané et infiltration de la loge tricipitale.

Un morceau du triceps est examiné au microscope : infiltration purulente disséquant les faisceaux secondaires et pénétrant entre les faisceaux primitifs ; par les couleurs d'aniline apparaissent de nombreux coccus de dimensions égales prenant tous le Gram, disposés en points isolés, en diplocoques et en chaînettes courtes (6 à 8 grains). C'est tout à fait l'aspect du streptocoque ; aucune autre forme bactérienne ne peut être mise en évidence (thionine phéniquée, bleu polychrome, violet de gentiane aniliné, ziehl dilué).

Genou gauche. — A la coupe de la petite tumeur prérotulinne, infiltration sous-cutanée séropurulente.

Genou droit. — Epanchement louche. Cartilages sains.

Articulation péronéotibiale. — Mobilité anormale : épanchement séropurulent.

Péroné. — Le tiers supérieur est scié en long : aucune altération apparente à l'œil nu.

Loge antérieure de la jambe : infiltrée à la partie supérieure d'une sérosité louche en quantité assez abondante.

Deux morceaux du jambier antérieur sont examinés au microscope : mêmes constatations que pour le triceps brachial.

Pied gauche, œdème considérable : infiltration abondante, séropurulente, disséquant le muscle pédieux ; os et articulation normaux. Examen microscopique d'un morceau du pédieux : mêmes résultats que pour le triceps.

Cœur. — Rien à noter : péricarde et endocarde sont sains : le myocarde examiné au microscope n'a pas de lésions.

Péritoine, Intestins normaux.

Rate très volumineuse, molle, pesant 215 g., sans infarctus.

Foie énorme (1380 gr.) : vésicule biliaire très volumineuse, débordant de 4 cent. sans calculs, pleine de bile couleur curaçao. Pas d'infarctus. — Au microscope : 1° congestion ;

2° dégénérescence graisseuse dans presque toutes les trabécules, avec conservation de la colorabilité des noyaux ; cette dégénérescence est beaucoup plus marquée à la périphérie des lobules hépatiques.

Reins. — Pèsent chacun 105 g. — Pas d'infarctus. — Substance corticale très jaune.

Poumons. — Les plèvres sont saines, mais la surface des poumons est criblée de petites zones hémorrhagiques qui se retrouvent également sur les coupes, sur le fond blanc du parenchyme se détachent aussi un nombre considérable de points rouges, confluents par endroits : plusieurs petits infarctus, à la base droite, gros infarctus entourant une artériole pulmonaire pleine de pus.

A l'examen microscopique, les nombreuses zones hémorrhagiques qui ponctuent le parenchyme, sont constituées par des noyaux d'apoplexie pulmonaire secondaires à l'oblitération de ramuscules de l'artère pulmonaire.

La périphérie de ces noyaux est formée par une bordure d'alvéoles totalement comblées par des hématies sans leucocytes.

Au centre des noyaux, on trouve la coupe du faisceau broncho vasculaire : la veine pulmonaire est à peu près saine, mais les bronchioles sont enflammées, leur paroi est infiltrée de leucocytes : l'éphithélium est desquamé et la cavité est remplie de pus : les lésions les plus marquées sont au niveau des artérioles pulmonaires : il y a là une endartérite considérable, de sorte que la cavité vasculaire est presque effacée ; à la partie la plus interne de l'endartère épaissi, on trouve de petits abcès, et le reste de la paroi offre une infiltration purulente qui s'étend aux régions voisines ; dans ces abcès microscopiques, une véritable purée microbienne formée uniquement par des streptocoques ; aucune autre forme microbienne ne peut y être décelée. (Colorations simples et Gram).

Au sommet gauche, quelques tubercules crétacés, avec adénopathie similaire au niveau du hile.

Oreille gauche. — Conduit auditif externe plein de pus, de dimensions normales.

Tympan perforé ovalairement à la partie antéro-supérieure.

Oreille moyenne pleine de pus : les osselets sont en place, mais branlants et flottants, surtout l'enclume qui ne tient plus.

Trompe perméable. — Cellules mastoïdiennes, moyennement développées, pleines de pus : deux d'entre-elles ne sont séparées de la paroi du sinus que par une lamelle osseuse excessivement mince ; l'os séparant les cellules est compact. La rainure du sinus latéral est intacte, pas d'altération osseuse à l'œil nu, malgré un examen minutieux.

Sinus latéral gauche comblé par un thrombus semi solide, adhérent, blanchâtre, avec des traînées rouges ; ce thrombus se prolonge dans la jugulaire interne jusqu'à la partie moyenne du cou ; il n'y a pas de périphlébite à la région cervicale ; il n'y a pas non plus de pus entre la gouttière sigmoïde et la paroi du sinus.

Sur des lames faites avec un fragment écrasé du thrombus et sur des coupes de celui-ci, les colorations montrent de très nombreux streptocoques ; aucune autre bactérie n'est décelée par les colorations.

Sinus latéral droit rempli de sang noirâtre à demi coagulé, nullement adhérent aux parois.

Cerveau normal : mais les méninges de la base sont un peu épaissies, rougeâtres et adhérentes sans pus ni exsudat.

Étude bactériologique. — J'ai déjà dit que le *sang recueilli pendant la vie (le 6e jour)* et ensemencé à la dose de 2 cc., était resté stérile ; et que les colorations sur lames ont montré *des streptocoques en abondance à l'état de pureté* dans le thrombus du sinus latéral gauche, dans les foyers de thrombo-artérite pulmonaire, dans l'infiltration séro-purulente du triceps brachial, du jambier antérieur, et du pédieux.

— 50 —

J'ai fait en outre les examens bactériologiques suivants :

Sang de la veine médiane basilique ponctionnée au travers d'une pointe de feu, le 30 août, 8 heures avant la mort ;

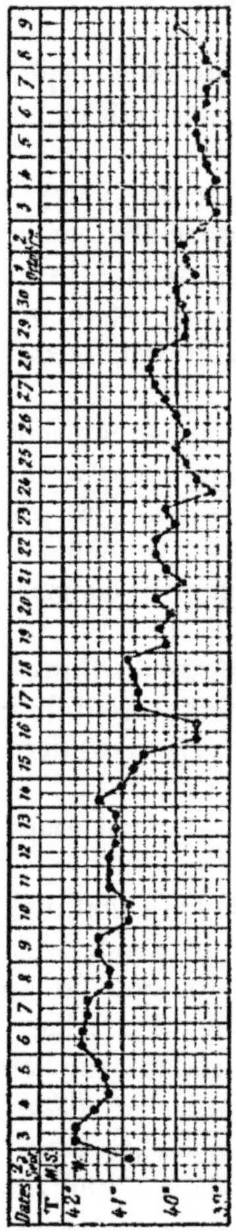

4 cc. ont été recueillis : 1 cc. a été ensemencé directement dans un tube de bouillon ; les 3 autres cc. ont servi à ensemencer chacun un tube d'agar.

Ces 4 tubes ont cultivé largement et donné d'emblée des cultures pures streptococciennes. La pureté de la culture en bouillon a été vérifiée non-seulement par la coloration, mais encore par des repiquages sur agar et sur gélatine.

Le 2 septembre, injection dans la veine marginale de l'oreille d'un lapin de 1855 g. de 1 cc. de la culture primitive en bouillon (culture âgée par conséquent de 2 jours).

Les phénomènes observés chez ce lapin ont été les suivants :

1° Fièvre (voir la courbe).

2° Paralysie du train postérieur à partir du 25 septembre

3° Mort le 9 octobre : autopsie quatae heures après la mort : deux gouttes du sang du cœur ensemencées sur gélose donnent des cultures pures de streptocoques — des tubes d'agar sont ensemencés avec la rate : assez nombreuses colonies streptococciennes et quelques colonies colibacillaires — avec le foie on obtient quelques colonies streptococciennes pures.

Séropus du pied recueilli aseptiquement avec une pipette

— 51 —

après incision de la peau 8 heures avant la mort. Ensemencé sur gélose : colonies streptococciennes pures très nombreuses.

Liquide intra-articulaire louche du genou, obtenu par ponction 8 heures avant la mort ; plusieurs tubes de gélose ensemencés donnent des colonies de streptocoques nombreuses.

Liquide séropurulent de l'articulation péronière supérieure ponctionnée 2 heures après la mort : cultures sur gélose.

Même résultat.

Thrombus du sinus latéral (16 heures après la mort) :

1° Bouillon ensemencé avec un fil de platine plongé dans le thrombus.

2° Bouillon ensemencé directement avec un petit morceau de thrombus prélevé aseptiquement.

Dans les deux cas on obtient une culture de streptocoques absolument pure et typique.

Pulpe de la rate : ensemencement sur gélose au fil de platine 16 heures après la mort. Colonies streptococciennes pures.

RÉSUMÉ ET INTERPRÉTATION. — Résumons les détails d'observation clinique et cadavérique que nous venons de relater longuement : nous voyons que l'enfant a succombé à une infection streptococcienne généralisée partie d'un thrombus septique du sinus latéral et de la jugulaire ; cette thrombophlébite était elle-même la conséquence d'une mastoïdite suppurée latente consécutive à une otorrhée très ancienne non fétide.

Dans cette observation, je crois utile de relever les particularités suivantes :

1° *La pyosepticémie qui a emporté le malade était une streptococcie pure;* une seule objection pourrait m'être faite, c'est que les anaérobies n'ont pas été recherchés ; or, on sait actuellement à n'en pas douter que les anaérobies ont un rôle important dans la pathologie de l'oreille (Veillon, Zuber, Rist); beaucoup d'entre eux sont pathogènes et déterminent chez l'homme des infections généralisées d'origine otique; on passe facilement à côté de ces agents septicémiques quand on ne les cherche pas de propos délibéré.

Dans le cas que je rapporte, cette cause d'erreur ne me semble pas pouvoir être objectée pour les raisons suivante :

a) Le pus de l'oreille n'était pas fétide, les suppurations qui se développaient dans divers muscles ne l'étant pas davantage, les infections pulmonaires n'étaient pas gangréneuses ; or les anaérobies ont été trouvés dans des processus gangréneux et putrides.

b) Le streptocoque a été trouvé en très grande abondance, répandu dans toute l'économie ; toutes mes cultures étaient très riches; dans les produits examinés sur lames, les streptocoques étaient en nombre considérable ; de plus le streptocoque que j'ai obtenu en culture était virulent pour le lapin, puisqu'il l'a tué en cinq semaines avec une paralysie du train postérieur et une infection streptococcienne généralisée; si l'animal a survécu si longtemps, c'est que la virulence du streptocoque a été atténuée dans la culture, faite sur bouillon ordinaire et non sur milieu de Marmoreck et injectée au bout de trois jours seulement.

Il est donc absolument certain que le streptocoque a eu un rôle essentiel dans la septicémie.

c) On peut aller plus loin et affirmer que l'infection strep-

tococcienne était pure : en effet, les colorations simples et
le Gram ont montré nettement dans le thrombus, dans les
thrombo artérites pulmonaires, dans les infiltrations du
pédieux, du jambier antérieur, du triceps des streptocoques sans mélange d'aucune espèce bactérienne colorable.
Si les anaérobies avaient existé dans ces divers produits,
on aurait certainement pu les déceler par la coloration.

2° *La mastoïdite suppurée qui a été le point de départ
de l'infection était absolument latente et indiagnostiquable.*

A aucun moment, il n'y a eu de gonflement de la
mastoïde, ni de douleur à la pression de cette apophyse,
et l'examen du conduit auditif externe au spéculum pendant la vie, puis directement sur le cadavre, n'a pas montré le gonflement de la paroi postéro supérieure du conduit. — Le malade a bien accusé une douleur d'oreille le
dernier jour, mais les jours suivants ce symptôme re-
cherché soigneusement avait complètement disparu : la
douleur du premier jour était due à l'oblitération du
conduit auditif externe par du pus desséché, sans rétention de pus en amont ; dès que la perméabilité a été réta-
blie, la douleur a cessé.

L'absence de symptômes locaux était bien faite pour
discuter le diagnostic : un symptôme pourtant aurait pu
mettre sur la voie :

3° *La douleur à la pression le long du bord antérieur
du sterno-mastoïdien* : cette douleur était très vive le
sixième jour de la maladie ; elle s'accompagnait d'une
gêne dans les mouvements de rotation de la tête, sans
œdème de la région ; elle était due à la *trombophlébite de*

la jugulaire que j'ai constatée à l'autopsie ; si elle n'a pas été rapportée du vivant du malade à sa véritable cause, c'est qu'elle était accompagnée d'un cortège de phénomènes douloureux articulaires ou juxta-articulaires, qui ont fait penser à de l'arthrite cervicale, d'autant mieux que la pression éveillait de la douleur au niveau des apophyses épineuses sous-occipitales.

4° Notons aussi *l'absence de céphalée* : le premier jour seulement le malade s'est plaint d'une céphalée légère qui semble avoir été en rapport avec la poussée fébrile intense du début, car elle a disparu en même temps que la température s'abaissait : à partir de ce moment elle ne s'est pas reproduite (sauf le 23 au soir, où elle a accompagné la reprise de la fièvre pour s'effacer dès le lendemain).

5° Ainsi ni les signes physiques ni les symptômes n'appelaient au début l'attention du côté d'une complication auriculaire ; cela explique *l'erreur de diagnostic*, les hypothèses successives ayant été infection intestinale aiguë, rhumatisme articulaire franc, puis pseudo-rhumatisme infectieux de cause indéterminée avec septicémie.

6° *Les phénomènes cerébraux* ont existé pourtant : à peu près nuls dans la première période (céphalée minime fugace, excitation légère, un vomissement) ils se sont manifestés plus nettement dans la dernière période, à partir du moment où s'est déroulé le tableau d'une septicémie généralisée : Ils ont consisté en agitation, puis délire hallucinatoire progressivement croissant, et enfin en hyperesthésie généralisée avec coma terminal : les altérations méningées, minimes mais certaines, trouvées à l'autopsie expliquent sans doute ces phénomènes, mais au

point de vue clinique, ils étaient bien difficiles à diffé-
rencier dans les troubles analogues que déterminent si
volontiers les infections générales graves, fébriles sans
méningite.

7° La température a montré du 5° au 9° jour une tendance évidente à revêtir *le type inverse,* ce qui n'est pas
rare dans les infections streptococciennes, nous avons
relevé la même particularité dans une endocardite infectieuse à stretocoque observée récemment (1). Malgré les
grandes oscillations remarquées du premier jour, l'enfant
n'a pas eu de frisson.

8° *Les localisations streptococciennes* se sont faites
surtout dans les articulations (un poignet, un genou, une
hanche, une articulation péronière) et les muscles jambier antérieur, pédieux, triceps) : c'est tout-à-fait tardi-
vement qu'elles ont atteint les artérioles pulmonaires
(jusqu'au dernier jour il n'y pas eu de dyspnée) et le tissu
sous-cutané (tumeur prérotulienne du genou gauche). Les
taches rouges vers le dernier jour au niveau du cubitus
et de la jambe répondaient peut-être à un processus infectieux local ; peut-être aussi étaient-elles une manifestation
de ces érythèmes scarlatiniformes par toxémie streptococcienne sur lesquels notre maître M. Hutinel a depuis
longtemps attiré l'attention.

9° *L'Infection du sinus* ne s'est pas faite comme cela arrive
d'ordinaire, par continuité : il n'y avait à ce niveau ni
ostéite, ni communication de la rainure sigmoïde avec les
cellulles mastoïdiennes, ni abcès péri-sinusien : les strep-

(1) Endocardite infectieuse à streptocoques avec myocardite. Dalché et Küss
Bull. méd. 1897 n° 64.

tocoques sont arrivés au sinus fort vraisemblablement par la voie veineuse. Rappelons que le sinus n'était séparé des cellules mastoïdiennes pleines de pus que par une lamelle osseuse excessivement mince.

10° Il est intéressant de remarquer la *difficulté avec laquelle l'infection sanguine a été mise en évidence* : 2 cc. de sang ne renfermaient pas de streptocoques à un moment où plusieurs points de l'organisme avaient déjà été infectés par voie sanguine. Par contre 8 heures avant la mort l'infection sanguine était intense et facilement démontrable.

11° Je ferai observer enfin qu'à aucun moment de l'évolution de la maladie ne s'est posée la question d'une intervention opératoire : pendant les premiers jours rien ne permettait de penser à une thrombosinusite, et à partir du moment où la douleur de la jugulaire, si elle avait été interprétée exactement aurait pu mener au diagnostic exact, l'infection était si répandue dans l'économie qu'une opération était condamnée à l'insuccès : quand bien même on aurait supprimer le foyer septique sinusien, les foyers de colonisation streptococcienne étaient trop nombreux et les altérations trop profondes pour que la mort pût être évitée.

CHAPITRE II

—

ÉTUDE CLINIQUE

Nombreuses sont les complications pouvant survenir chez un malade atteint d'otite suppurée, nous n'avons à envisager ici que les complications s'attaquant à l'état général et même parmi ces dernières nous avons à nous limiter. C'est en effet, la thrombo-phlébite du sinus latéral à forme pyo-septicémique que nous envisageons et nous devons, dans ce chapitre, voir s'il existe des signes qui permettent de la reconnaître et même s'il en est de spéciaux propres à la forme streptococcique.

On peut, au point de vue de l'état général, diviser la marche de la maladie en trois grandes formes.

1° *Une forme lente* ou latente de beaucoup la plus fréquente.

2° *Une forme foudroyante* dont quelques observations ont été rapportées par M. A. Robin dans sa thèse d'agrégation en 1883, observations au cours desquelles l'absence de période prémonitoire et la brusquerie de la mort restaient encore mystérieuses. Si dans quelques cas, outre l'otorrhée qui existait toujours chez ces malades, on trouva à l'autopsie une phlébite du sinus latéral ; dans d'autres, rapportés par Lallemand, les malades ont succombé en quelques heures avec des symptômes convulsifs sans que l'on ait trouvé de lésions à l'autopsie autres qu'une otite moyenne.

Ce sont ces formes que nous devons faire rentrer dans les septicémies suraiguës, se rapprochant des septicémies médicales décrites dans ces dernières années.

3° *Une forme aiguë* qui peut apparaître d'emblée, comme dans le cas de Küss, ou terminer la forme lente.

Ce qui distingue ces deux variétés, c'est que dans la dernière, les coups successifs que frappe la maladie, séparés d'abord par d'assez longs intervalles, augmentent enfin d'intensité jusqu'au choc terminal.

Dans la seconde les phénomènes graves entrent de suite en scène.

Ces accidents peuvent se présenter sous trois grands aspects cliniques.

Dans l'un la maladie a une apparence cérébrale ou méningitique caractérisée par de la céphalagie et des phénomènes spéciaux en rapport avec le siège de l'abcès cérébral.

Dans l'autre dominent les symptômes généraux et en particulier l'état typhoïde. Dans le troisième, les accidents septicémiques ou l'infection purulente impriment un cachet spécial.

Ce sont ces deux derniers que l'on rencontre presque toujours à la suite de la thrombo-sinusite, mais dans quelques cas ils peuvent exister sans localisations et apparaître au cours de l'otorrhée. Plusieurs observations ont été rapportées(cas de Politzer, de Broca, de Laurens.

Notre sujet ainsi limité à la trombo-sinusite aux accidents généraux qu'elle peut produire avant d'en étudier la symptomatologie, voyons si la phlébite du sinus latéral est fréquente et quelles sont les causes qui peuvent la faire apparaître.

La thrombo-phlébite du sinus latéral a été observée depuis longtemps.

Si nous consultons les statistiques de quelques autres auteurs, nous voyons que déjà, en 1866, dans un travail paru sur les lésions du rocher dans les bulletins de la Société Anatomique sur plusieurs centaines d'observations recueillies, M. Brouardel comptait 26 cas de phlébite du sinus ainsi répartis :

> 4 avant 10 ans.
> 4 de 10 à 19 ans.
> 8 de 19 à 29 ans.
> 3 de 30 à 40 ans.
> 2 au dessus de 40 ans.

Soit, d'une façon plus évidente, 4 cas avant 15 ans, 17 après 15 ans.

C'est donc à partir de 15 ans qu'elle paraît la plus fréquente.

Déjà nous tirons une conclusion que nous devons retrouver signalée dans les nombreux travaux faits sur ce sujet, à savoir que la trombo-phlébite du sinus est une affection de l'adulte, qu'elle est rare au contraire chez l'enfant.

Dans un travail récent, M. Broca, reprenant l'étude étiologique de la phlébite du sinus, arrive aux conclusions suivantes :

Rareté de la sinusite chez les enfants, ce, parce que l'apophyse mastoïde serait peu développée.

Fréquence dans le sexe masculin. Prédominance du côté droit.

Rölsner la signale 33 fois à droite sur 44 cas.

Poulsen 3 fois sur 7 et Jansen 10 fois sur 120 cas.

Quant à la fréquence de l'infection septique, Chauvel, sur 1137 otites suppurées, la rencontre 16 fois, soit 1/3 pour 0/0 des cas et 2 fois il y avait phlébite du sinus et de la jugulaire interne.

La cause de cette septicémie, nous dit Collinet, ne doit pas être exclusivement recherchée dans l'espèce microbienne qui agit mais dans la virulence du microbe en jeu, qui joue le rôle principal dans l'extension plus ou moins rapide de l'infection.

Dans presque tous les cas de forme gangréneuse on se trouvait en présence d'enfants malingres, chétifs, plus ou moins affaiblis par une maladie antérieure, et les tares organiques qui ne sont pas souvent observées ou signalées dans les observations ont une grande importance.

Loin de nous de vouloir nier l'action du terrain sur lequel évolue le microorganisme, cause de l'infection, mais la thèse de Collinet, qui date d'une époque où les recherches sur les anaérobies n'étaient pas encore faites, ne tient nullement compte de ces derniers dans la production des formes gangréneuses ; or, nous savons aujourd'hui, d'après les travaux de Rist, que ce sont eux qu'il faut incriminer dans ces cas. Enfin, la virulence du microbe lui-même n'est pas suffisante, témoins les observations remarquables de M. Widal et Bezançon sur les streptocoques trouvés dans la bouche.

Décrire la thrombo-phlébite du sinus latéral à forme

pyosepticémique typique est presque impossible, par suite des formes qu'elle revêt avec chaque malade. Aussi nous voyons-nous dans l'obligation de donner d'abord un aperçu des symptômes généraux, puis des symptômes locaux non pas qu'une telle description soit clinique, mais force nous est d'agir ainsi car certains symptômes fréquents pour les uns sont rares et même niés par d'autres.

Pour rendre, si possible, notre description plus claire nous prendrons un type.

C'est, nous l'avons dit, dans la majorité des cas au cours d'une otorrhée chronique compliquée de lésions de la mastoïde, se révélant, par ses signes particuliers qu'apparaissent les premiers symptômes généraux, indices révélateurs d'une complication.

Mais déjà nous voyons combien les difficultés vont différer suivant que la mastoïde déjà prise force, pour ainsi dire, le médecin à penser à une complication endocrânienne ou, au contraire, suivant que ces phénomènes généraux vont éclater d'emblée au cours d'une *mastoïdite latente ne se révélant par aucun signe extérieur* comme dans le cas que nous relatons.

La prédominance de tel ou tel phénomène général fait, nous l'avons vu, distinguer deux formes ; une forme typhoïde, une formes pyohémique décrite par Tonnelé, en 1829.

A cette dernière se rattache la forme septico-pyohémique dans laquelle le malade est emporté rapidement et sans que les abcès septiques aient le temps de se développer.

Souvant au cours de l'otorrhée chronique l'écoulement

subit un temps d'arrêt, se ralentit. Il est le premier indice d'une complication qui va éclater et revêtir un des trois aspects cliniques que nous avons vus.

Forme typhoïde

Dans la forme typhoïde, la céphalée est le premier phénomène en date et en importance, très intense, elle présente son foyer au pourtour de l'oreille malade et s'irradie à la nuque et dans le cou, si bien que le moindre mouvement de la tête provoque d'atroces suffrances. Puis surviennent des frissons, des sueurs, des nausées, des vomissements, de la constipation ou de la diarrhée.

Le malade a la prostration d'un typhique, les lèvres et la langue sèches, la respiration est stertoreuse, l'insomnie complète.

L'hébétude, la lenteur des réponses, la dureté de l'ouïe, le ballonnement et la sensibilité du ventre, le gargouillement fréquent de la fosse iliaque, les épistaxis, tout contribue à donner l'impression de la dothiénenterie.

Il n'est pas jusqu'à la diarrhée qui ne vienne compliquer toutes les difficultés du diagnostic ; puis, arrivent l'agitation, le délire, des contractions involontaires dans quelques groupes musculaires, parfois de vrais mouvements convulsifs, mais souvent aussi, du début à la fin, rien ne vient dissiper l'obscurité du diagnostic et l'on attend toujours l'apparition des taches rosées.

Le pouls et la température sont aussi très variables.

Le type inverse est parfois signalé et l'on remarque aussi une dissociation singulière entre la température et le pouls.

Les choses durent ainsi 10, 15 ou 20 jours. La prostration augmente et le malade succombe, soit en plein coma stertoreux, soit avec des signes de collapsus.

Il existe dans cette forme des oscillations considérables entre les températures du soir et du matin, la différence va parfois jusqu'à 3 degrés. Mais cette particularité très rare ici se rencontre surtout dans la forme pyohémique

Il faudrait envisager chaque malade à part si l'on voulait décrire les types dissociés qui se rencontrent. Partant, il est une variété qui, en raison de sa fréquence, mérite une mention, c'est celle où domine, au début et pendant la durée de la maladie, les frissons grands et petits suivis d'accès fébriles plus ou moins intenses, de sueurs qui donnent l'impression d'une fièvre paludéenne.

Cette variété est une forme de transition entre la forme typhoïde et la forme pyohémique.

Forme pyohémique

Cette forme peut en effet, nous allons le voir, débuter par les phénomènes généraux que nous venons de signaler, mais elle diffère de la précédente par l'apparition de deux grands ordres de symptômes, les uns sont l'indice de la localisation sinusienne quand ils existent, les autres sont en rapport avec l'infection, ils ne sont plus particuliers à cette forme, mais à toute infection généralisée.

Phénomènes généraux. — Tout à coup, brusquement, sans causes, surviennent de violents frissons, sur lesquels certains auteurs (Hartmann) ont attiré l'attention, frissons que l'on rencontre rarement au contraire dans la forme méningée, compliquée ou non d'abcès cérébral. C'est le premier symptôme et le plus important. En même temps une céphalée très intense se montre, céphalée qui s'observe dans la moitié des cas.

La fièvre apparaît, fièvre à grandes oscillations, ayant non seulement une différence de 3 à 5 degrés entre les températures du matin et du soir comme cela à été signalé, mais aussi des oscillations successives dans la journée comme dans l'observation rapportée.

Jansen a signalé quelques cas où la fièvre a manqué ou a revêtu le type continu.

La température s'élève sans cesse, surtout dans la forme septicémique.

Le pouls est petit, rapide et fréquent.

Puis surviennent des périodes d'agitation, alternant avec des périodes de somnolence et de stupeur.

Du délire nocturne, phénomène qui se rencontre dans toutes les complications cérébrales, mais il faut cependant noter qu'à ces phénomènes de délire, d'agitation, ne s'ajoutent aucun des autres phénomènes nerveux qui accompagnent ordinairement la forme méningée et en particulier les symptômes de localisation.

Des nausées, des vomissements, de la diarrhée, souvent de la constipation apparaissent.

La marche de la maladie impose à cette forme des caractères différents.

A. — Tantôt l'on se trouve en présence de la forme pyohémie caractérisée, qui dure un temps plus ou moins long et au cours de laquelle nous voyons les phénomènes généraux persister, tandis qu'apparaissent des symptômes nouveaux : formation d'abcès dûs à des embolies infectieuses ou aux microorganismes qui, charriés par le courant sanguin, vont se déposer au loin, déterminant des phlébites des membres inférieurs, des abcès musculaires ou sous-cutanés ; des infections pulmonaires : broncho-pneumonie, etc., et la mort arrive au bout d'un temps plus ou moins rapide. Dans certains cas, la guérison peut s'observer.

B. — Tantôt au contraire, l'on est en face d'une forme *septicopyohémique* dans laquelle le malade est emporté par l'infection ; les abcès n'ont plus le temps de se former et dans ces cas on retrouve le tableau de l'infection médicale bien étudiée par MM. Hutinel et Claisse chez les jeunes enfants. Le facies s'altère rapidement, le visage est blafard, le teint plombé, les yeux mornes, enfoncés, cerclés noir, la langue sèche, la bouche fuligineuse ; sur le visage se peint une expression d'angoisse, d'anxiété.

Une dyspnée intense peut s'établir, les narines sont dilatées et battantes, l'auscultation ne révèle rien, ou quelques râles sous-crépitants disséminés.

Des érythèmes infectieux, conséquence et preuve de l'infection se manifestent. Erythèmes polymorphes, erythèmes morbilleux ou scarlatiniformes. Ces érythèmes ont été bien étudiés dans la thèse de Mussy, c'est principalement dans les infections à streptocoque qu'on les rencontre.

Phénomènes locaux. — Voyons maintenant s'il existe des phénomènes propres, capables d'attirer l'attention du côté de la région mastoïdienne et de faire songer à une thrombo-phlébite du sinus latéral.

C'est tout d'abord la céphalée qui, pour Gérhardt, serait nettement localisée au niveau de la région mastoïdienne.

Jansen a rapporté des cas où cette douleur manquait complétement quoiqu'il exista une thrombose étendue du sinus latéral.

Puis, l'attention peut être attirée par une douleur à la pression un œdéme de la région mastoïdienne, un gonflement siègeant en arrière de la mastoïde, comme le montre Guesingen.

On conçoit que ce phénomène puisse acquérir une grande valeur diagnostique lorsque la mastoïde est restée saine en apparence et ce signe s'il n'indique pas sûrement la thrombo-sinusite indique tout au moins qu'il se fait un processus suppuratif autour du sinus (après avoir éliminé bien entendu tout abcès sous-périostique de la région) ; s'il existe en effet même un léger gonflement de la mastoïde, ce signe perd toute valeur.

Gerhardt a attiré l'attention sur l'affaissement de la jugulaire externe du côté du sinus oblitéré.

Jansen dit ne l'avoir jamais constaté, mais on conçoit que quand l'évolution est rapide il n'y ait pas de phénomènes révélateurs de phlébite du sinus latéral.

Si la marche n'est pas trop aiguë, surviennent d'une façon progressive de nouveaux phénomènes, la coagulation descend dans la jugulaire et se traduit par d'autres symptômes.

On note alors de la gêne des mouvements du cou, de la raideur de la nuque, parfois un léger œdème péri-jugulaire de la région. Pour Mignon, cet œdème serait fugace et pourrait disparaître au bout de quelques jours. La palpation fait sentir sous le bord antérieur du sterno-cleido-mastoïdien un cordon dur, très douloureux à la pression.

Les ganglions peuvent s'engorger. S'il y a complication de périphlébite les IX, X, XI paires peuvent être comprimées et donner lieu à des symptômes spéciaux d'excitation, ou de paralysie.

Mais on conçoit combien tous ces symptômes sont délicats à apprécier. Jansen, qui a fait une étude de tous ces phénomènes dit : que dans la moitié des cas seulement la sensibilité de la jugulaire, existe, et plus cette sensibilité est constatée près de la base, plus elle devient d'une signification douteuse. Dans bien des cas où on nota une sensibilité spéciale de la jugulaire, l'autopsie ne révéla aucun symptôme ou montra de la lymphangite péri-veineuse.

Sur 34 cas, il put sentir une seule fois le cordon dur formé par la jugulaire et une fois de l'œdème de la partie correspondante du cou.

Enfin 6 fois il constata de la gêne de la déglutition.

4 fois du torticolis.

La participation de la jugulaire aggrave de beaucoup le pronostic et la forme pyolémique survient alors plus souvent que dans la thrombo-sinusite latérale.

La jugulaire serait prise dans 62 0/0 des cas environ.

Il est quelques autres symptômes sur lesquels les auteurs ont encore attiré l'attention, tout d'abord les phénomènes oculaires.

Laurens, dans sa thèse, a bien montré les relations qui existent entre les maladies de l'oreille et celles de l'œil.

Pour Jansen, dans les cas de sinusite latérale, l'ophtal·moscope aurait relevé:

Dans la moitié des cas, aucun symptôme.

Dans un tiers des cas, de légers symptômes d'œdème de la pupille ou de la névrite optique.

Dans un tiers un aspect pathologique très-net.

Dans 8 cas, il aurait trouvé du mystagmus, mais celui-ci n'a de valeur comme signe de phlébite ou de péri-phlébite, que si l'on peut exclure toute participation du labyrinthe ou de l'arachnoïde et il a même été noté au cours d'otite moyenne sans complication.

En résumé, ces troubles n'ont pas de valeur par eux-mêmes ; dans une certaine mesure et joints à d'autres signes ils peuvent aider à affirmer et à préciser l'existence de la thrombose.

La propagation peut se faire aux veines et aux sinus voisins.

L'oblitération de la veine mastoïdienne qui vient s'abou-cher dans le sinus latéral, produit un œdème limité à la région de la mastoïde.

Les veines faciales peuvent participer et l'on note alors un gonflement érysipélateux de la face, des joues, des paupières.

La thrombose du sinus longitudinal supérieur s'accom·

pagnera d'une dilatation intense des veines du cuir chevelu (Tête de Méduse), cas de Lermoyez, pour qui ce signe paraît de grande valeur, des hémorrhagies, par le nez les oreilles (cas de Fritz, Dusch, Steinen).

Formes

De cette étude classique, il résulte que l'on peut classer les formes pyohémiques de la thrombo-phlébite du sinus latéral sous quatre grands groupes.

1° Forme septicémie, forme foudroyante des anciens caractérisée par les phénomènes généraux d'infection sans localisation. Forme qui se rapproche de la septicémie médicale d'Hutinel et Claisse, décrite par ces auteurs chez les enfants, et des formes décrites par Widal au cours de la streptococcie puerpérale.

Nous n'avons pu trouver dans la littérature médicale aucune observation de ce genre au cours de la thrombo-sinusite.

2° Forme à marche rapide, simulant la fièvre typhoïde, ou la forme pyohémique et amenant la mort à bref délai avec des phénomènes de localisation et des symptômes nets d'infection généralisée.

3° Forme prolongée, variété de la forme pyohémique précédente pouvant aboutir soit à la mort par cachexie, soit à la guérison après des phénomènes de suppuration (cas de Chauvel).

4° Forme méningée dans laquelle prédominent les phénomènes cérébraux produits soit par un abcès intra-crânien, soit par un abcès dure-mérien.

L'observation de Küss ne rentre dans aucune de ces formes, mais elle tient le milieu entre la forme septicémique et la forme pyohémique.

Elle se rattache en effet à la première par son début brusque, son évolution rapide, sa température à grandes oscillations, sa fréquence du pouls et les phénomènes typiques d'infection généralisée.

A la forme pyohémique, par les douleurs localisées à la région du cou, aux points douloureux des articulations et des masses musculaires en rapport avec des abcès en voie de formation et qui n'ont pas eu le temps d'évoluer.

On se trouve ainsi en présence d'une forme mixte septico-pyohémique dont le point de départ était presque impossible à reconnaître, car il n'existait aucun des symptômes qui pouvaient mettre sur la voie du diagnostic ; à savoir : absence de douleurs du côté de l'oreille, absence de céphalée, en un mot pas de phénomènes de complication auriculaire intra-cranienne.

Diagnostic

En présence des phénomènes généraux apparaissant brusquement au cours d'une otorrhée surtout lorsque cette lésion est compliquée *de mastoïdite latente* ne se révélant par aucun symptôme, il y a lieu de rechercher les phénomènes généraux en rapport avec une localisation intra-crânienne et en particulier avec la thrombo-phlébite du sinus latéral.

Les symptômes locaux qui accompagnent cette forme existent, nous l'avons vu, dans la grande majorité des cas,

mais ce n'est qu'après un examen attentif une dis-
cussion de chaque signe que ce symptôme acquerra une
valeur.

Il ne faut pas, en effet, attribuer à une sinusite latérale
les phénomènes douloureux de mastoïdite, ou d'abcès
mastoïdien.

On recherchera attentivement les signes du côté de la
jugulaire ; ici encore il faudra penser à l'abcès mastoïdien
de Von Bezold.

Dans quelques cas, on a signalé des périphlébites isolées
de la jugulaire sans sinusite et même des phlébites de la
jugulaire.

Pour Mignon, la thrombo-phlébite jugulaire se rencontrerait dans les formes aiguës, elle s'accompagnerait toujours de signes locaux évidents. La sinusite latérale se
rencontrerait dans les otorrhées.

L'examen de l'œil pourra rendre de grands services,
mais il ne faut pas oublier qu'on a rencontré les symptômes signalés au cours d'autres lésions.

Lorsqu'il n'existe aucun symptôme apparent localisé
soit du côté de la mastoïde, soit du côté du sinus de la
jugulaire, et surtout chez l'enfant, le diagnostic est presque impossible.

On pourra penser à la fièvre typhoïde ; au rhumatisme
articulaire aigu, à la granulie, aux septicémies suraiguës
des enfants, et en un mot à toutes les affections générales
septicémiques.

Un excellent symptôme de probabilité qui fait penser
à la pyo-septicémie, symptôme qui, chez un malade atteint d'otorrhée, acquiert une grande valeur, c'est la

tempéralure à grandes oscillations, indice d'une infection.

Il est un point que nous désirions mettre en relief, c'est l'examen du conduit auditif externe à l'aide du spéculum qui peut parfois révéler la présence d'une mastoïdite latente suppurée ne se traduisant extérieurement par aucun symptôme douloureux à savoir :

La chute de la paroi postéro-supérieure du conduit due au gonflement des cellules mastoïdiennes adjacentes rétro-auriculaires. Pour Broca ce signe serait pathognomonique.

Diagnostic étiologique.

Le diagnostic de thrombo-phlébite avec phénomènes généraux établis, il reste à se demander la cause de cette pyo-septicémie. Si elle est dûe aux streptocoques comme dans notre cas; ou si elle est au contraire le résultat d'une infection à staphylocoque, à bacteriumcoli ou d'une infection à germes anaérobies !

Actuellement, cette question est presque impossible à résoudre, surtout pour le diagnostic entre les formes à streptocoques et les formes a straphylocoques ou a bacille d'Escherich.

Tout ce que l'on peut-dire, c'est que lorsqu'on se trouvera en présence d'un pus d'otorrhée fétide, que le pus des abcès qui seront apparus au cours de la pyohémie aura aussi une fétidité marquée, ou qu'il existera de la gangrène pulmonaire, il est presque certain que l'on se trouvera en présence de germes anaérobies comme le montre la thèse de Rist.

Dans les cas douteux, il ne faudra pas hésiter à recourir à l'examen bactériologique, soit en pratiquant une

ponction exploratrice au niveau d'une de ces plaques éry-
thémateuses, que l'on voit survenir dans la forme pyohémique et indiquant la localisation d'une colonie microbienne ; presque toujours on trouve alors une légère
infiltration séro-purulente qui permettra de faire un diagnostic.

Dans la forme septicémique l'examen et la culture du
sang pourront révéler la présence des micro-organismes
mais il est nécessaire de pratiquer des ensemencements
avec une assez grande quantité de sang, la ponction intra-
veineuse à l'aide d'une seringue stérilisée à l'autoclave et
après tous les soins d'antisepsie pris, permettra de retirer
sans inconvénient quinze à vingt centimètres cubes que
l'on repartira dans les tubes de culture.

Pronostic — Traitement

Un pronostic fatal n'est pas de rigueur et nombreux
sont les cas où la pyohémie a pu guérir (cas de Chauvel,
de Mignon, de Wolf). Même dans quelques-unes de ces
observations à forme septicémique où il n'y avait pas de
symptômes du côté de la mastoïde, la guérison a pu être
obtenue sans intervention.

Mais en règle générale on peut admettre que la chirurgie qui, dans ce cas, est le seul traitement de choix, n'est
pas désarmée. Et lorsqu'au cours d'une otorrhée on
verra les phénomènes généraux, indices nets d'une infection s'établir, alors que tout autre diagnostic aura été éliminé voire même dans les cas douteux : il ne faut pas hésiter à recourir à l'intervention sanglante.

On devra intervenir d'abord du côté de la mastoïde et dans ce cas l'opération de Stacke est de rigueur ; grâce à la brèche faite on peut explorer les méninges, et si le sinus apparaît malade on ne devra pas hésiter à faire la ligature de la jugulaire interne et à drainer largement le sinus.

Abandonnée à elle-même la thrombose du sinus latéral ne pardonne guère.

L'excellente thèse de Robineau que nous ne pouvons reproduire ici, a parfaitement indiqué les grandes lignes opératoires.

Trépanation et nettoyage de l'antre et de la caisse.

Exploration du sinus latéral pour reconnaître la thrombose : absence de battements, coloration grisâtre de la paroi veineuse épaissie, enfin la constance d'un caillot dur occupant la cavité.

Mais dans certains cas de doute, comme le fait remarquer Broca, rien ne presse en général. On peut temporiser un jour, et n'intervenir sur le sinus que si les accidents ne cessent pas ou reprennent plus intenses.

Mais dès que la phlébite est avérée il faut ouvrir le sinus et le nettoyer. L'ouverture doit être étendue, et pour ce il y a tout avantage à agrandir la brèche mastoïdienne et à mettre à nu quatre à cinq centimètres du sinus. S'il y a un caillot il faut, si possible, le retirer ; s'il se brise on peut cureter l'endo-veine.

Le bout crânien doit-être traité et il est bon de le cureter jusqu'à ce que le sang arrive, le jet qui se produit contribue à balayer les derniers fragments. L'hémorrhagie est arrêtée par tamponnements à la gaze.

Les résultats des interventions pour phlébite du sinus latéral sont généralement heureux.

Broca 20 succès sur 27 opérés.

Jansen 6 guérisons sur 13 cas, tandis qu'il n'y eut que 2 guérisons sur 29 malades non opérés.

Lane 2 guérisons sur 10 interventions dont 2 incomplètes.

Mais dans les accidents de ce genre la clef du succès est dans la rapidité, il faut opérer le plus tôt possible comme dans les hernies étranglées.

CONCLUSIONS

1. — Le streptocoque joue dans les suppurations de l'oreille un rôle important dont l'étendue est encore à déterminer.

Ce rôle n'est contesté par personne dans les otites moyennes aigües, nous en relatons un exemple de plus dû à M. Viollet.

2. — Dans les otorrhées, l'intervention du streptocoque est moins fréquente ; il faut faire une part à la présence d'anaérobies pathogènes, question toute récente et encore à l'étude.

3. — Le streptocoque peut être rencontré à l'état de pureté dans certaines mastoïdites suppurées ; nous en rapportons un nouveau cas étudié par M. Küss.

4. — Dans les complications endocrâniennes et septicémiques parties de l'oreille moyenne, le streptocoque n'a sans doute pas un rôle pathogène aussi habituel qu'on le pensait jusqu'alors ; et bien des fois une technique insuffisante n'a pas tenu compte des véritables agents de l'infection (anaérobies). Néanmoins on peut affirmer qu'il existe des infections purement streptococciennes ayant pour point de départ les otorrhées chroniques et donnant lieu à une septicémie généralisée. Les cas de ce genre, à l'abri de toute objection, sont fort rares dans la littérature

médicale. Notre thèse en contient une observation certaine, inédite qui nous a été communiquée par M. Küss.

5. — La thrombo-phlébite streptococcienne du sinus
latéral peut exister sans aucun phénomène mastoïdien cli-
niquement appréciable. Une importance diagnostique notable revient à la douleur, le long de la jugulaire ainsi
qu'aux grandes oscillations de température constatées
dans une même journée.

Chez tout individu otorrhéiqué aux prises avec une
infection aiguë mal déterminée, on doit rechercher attentivement ces signes alors même que rien d'autre n'appelle
l'attention du côté de l'oreille ou du cerveau. Les grandes
oscillations indiquent un processus pyo-septicémique
localisé ou généralisé et la douleur de la jugulaire met
immédiatement en cause le sinus latéral.

ABERCROMBIE. — Traité des maladies encéphales, 1818.

ALBE. — *Archives of otologie*, 1890.

JAMES BRUCE. — *Arch. médecine*, 1857.

BROCA. — *Bulletin et mémoires de la Société de chirurgie de Paris*, 1890.

BROCA ET LUBIN-BARBON. — Suppurations de l'apophyse mastoïde et traitement, 1895.

BROCA ET MAUBRAC. — Traité de chirurgie cérébrale, 1890.

BROUARDEL. — Lésions du rocher. *Bulletin Société anatomique*, 1866.

CHAUVEL. — Septicémie et septico pyohémies consécutives à des otites moyennes. *Mercredi médical*, 1892.

CHATELIER. — *Annales de laryngologie*, 1888.

CLAUDE. — Phlébite des sinus à pneumocoque. *Bull. Soc. anatomique*, 1895.

COLLINET. — Suppuration du cou, consécutive aux affections de l'oreille moyenne, de la mastoïde et du rocher. *Thèse*, Paris, 1897.

CHEVOISIER DE VOMÉCOURT. — Contribution à l'étude du rôle des micro-organismes dans les otites moyennes purulentes et leurs complications mastoïdiennes. *Thèse*, Paris, 1892.

DUPLAY. — *Archives générales de médecine*, 1863.
    — *Union médicale*, 1892.

DEGUY. — Phlébite grippale double du sinus caverneux. *Bullet. Soc. anatomique*, 1896.

DESCAZALS. — Des thrombo-phlébites des sinus de la dure-mère. *Thèse*, Paris, 1898.

Fauvel. — De la phlébite aiguë des sinus de la dure-mère. *Thèse*, Paris, 1887.

Gerhardt. — *Deutsche Klinische*, 1857.

Gradenigo, de Turin. — *Revue de laryngologie*, 1890.

Guerder. — *Annales, maladies oreilles et larynx*, 1876.

Hartmann, de Berlin. — Maladies de l'oreille et leur traitement, 1890. Traduction D' Potiquet.

Hutinel. — Contribution à l'étude de la circulation veineuse chez les enfants, *Thèse*, Paris, 1877.

Jansen. — *Archiv. fur Ohrenheinkunde* Bd 35 et Bd 36. — *Wolh-mans Sammlung*, 1894-1897.

Konthack. — *Arch. of otologie*, 1890.

Kossel. — *Charité annales*, Bd XVIII.

Lancial. — De la thrombose du sinus de la dure-mère. *Thèse* Paris, 1888.

Laurens. — Relation entre les maladies de l'oreille et de l'œil, *Thèse*, Paris. 1897.

Lannois. — *Société d'otologie et de laryngologie*, 1890.

Lebert. — *Arch. Wirchows*, B 19, 1856.

Lermoyez. — *Annales maladies oreilles et du larynx*, 1997.

Lœwenberg. — *Zeitschrifft fur Ohrenheinkunde*, 1881.

Leyden. — *Sciété méd. interne*, Berlin 1883.

Leutert. — *Presse médicale*, 1896 et 1897.

Luc. — De la Pyhémie d'origine auriculaire sans thrombo-sinusite *Méd. moderne*, 1897, p. 433.

Marfan. — Traité des maladies de l'enfance.

Mignon. — Complications septiques des otites moyennes et leur traitement, *Thèse*, Paris, 1898.

Moos. — *Revue de laryngologie*, 1890, p. 46.

Mussy. — Contribution à l'étude des érythèmes infectieux, *Thèse*, Paris, 1892.

Netter. — *Annales générales de Médecine*, 1887. *Annales des maladies de l'oreille*, 1888.

Oriza. — *Annales des maladies de l'oreille*, 1888.

Pauzat. — *Annales des maladies de l'oreille*, 1893.

POIRIER. — Traité de topographie de crânio-cérébrale.

RICARD. — *Gazette des Hôpitaux*, 1889.

RIST. — Étude bactériologique sur les infections d'origine otique. *Thèse*, Paris, 1898.

RIVIÈRE ET STIEVENT. — *Arch. internationales de laryngologie*, 1897, p. 20.

ALB. ROBIN. — Des affections cérébrales consécutives aux lésions non traumatiques du rocher et de l'appareil auditif, 1883

ROBINEAU. — Traitement chirurgical des phlébites. *Thèse*, Paris, 1898.

RÖHRER. — *Deutsche medisch. Wochenschrift*, 1888.

ID. — *Deutsche medisch. Wochenschrift*, 1889.

SCHEIBÉ. — *Archives of otologie*, 1890.

SCHWANN. — *Médecine Wochenschrift*, 1891.

TONNELÉ. — Maladie des sinus de la dure-mère. *Journal hebdomadaire*, 1829.

WOLF. — *Congrès d'otologie de Wiesbaden*.

ZAUFAL. — *Prague médicine Wochenschrift*,

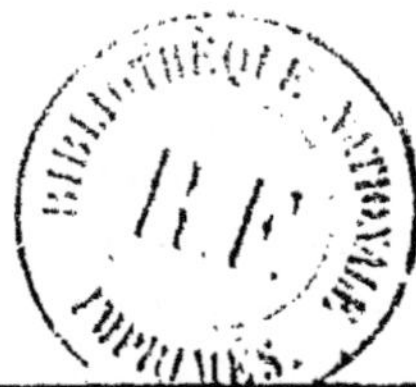

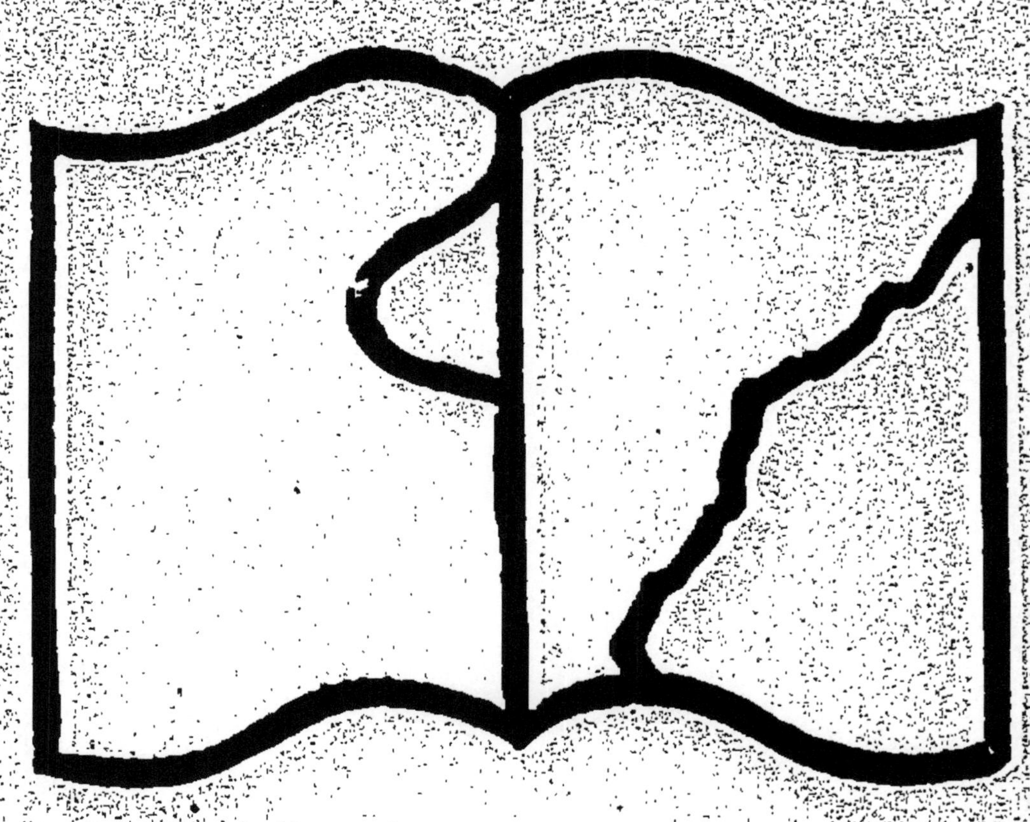

Texte détérioré — reliure défectueuse
NF Z 43-120-11

www.ingramcontent.com/pod-product-compliance
Ingram Content Group UK Ltd.
Pitfield, Milton Keynes, MK11 3LW, UK
UKHW020946140726
13695UKWH00003B/1244